SUPPLÉMENT

AU

DICTIONNAIRE

DES TERMES

DE MÉDECINE, CHIRURGIE,

ANATOMIE, ART VÉTÉRINAIRE,

HISTOIRE NATURELLE, PHYSIQUE,

CHIMIE, PHARMACIE, ETC.,

De MM. BÉGIN, BOISSEAU, JOURDAN, MONTGARNY, RICHARD, SANSON et DUPUY.

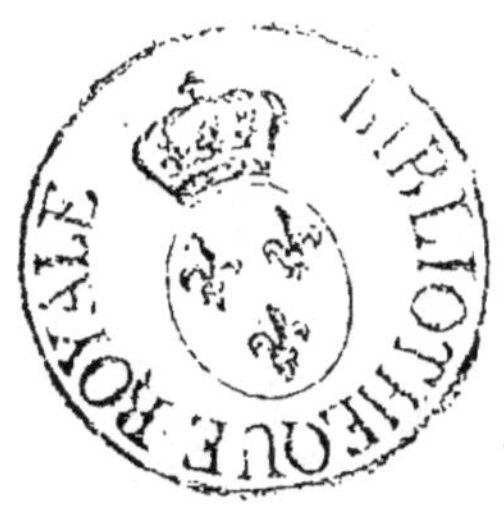

Paris,

J.-B. BAILLIÈRE,

LIBRAIRE DE L'ACADÉMIE ROYALE DE MÉDECINE,

ET DU COLLÉGE ROYAL DES CHIRURGIENS DE LONDRES,

Rue de l'Ecole-de-Médecine, N° 13 *bis*.

LONDRES, MÊME MAISON, 219, REGENT STREET.

A BRUXELLES, AU DÉPÔT DE LA LIBRAIRIE MÉDICALE FRANÇAISE.

———

1830.

IMPRIMERIE DE Ve THUAU,
RUE ST-BENOÎT, No 4.

SUPPLÉMENT.

A.

ABÉPITHYMIE, s. f., *abepithymia* (α priv., ἐπιθυμία, principe actif situé dans l'abdomen, selon Platon); paralysie du plexus solaire, selon Lobstein. Mort par la cessation de l'influence des viscères abdominaux sur le système nerveux.

ABSENCE, s. f., *amentia*; se dit de la raison supposée *absente* chez les fous et dans le délire des maladies aiguës.

ABSORPTIVITÉ, s. f., *absorptivitas* (ab, de, *sorbere*, boire); propriété d'absorber, inhérente aux tissus organiques.

ACÉTOL, s. m. (*acetum*, vinaigre); vinaigre.

ACÉTOLAT, s. m. (*acetum*, vinaigre); vinaigre médicinal préparé par distillation.

ACÉTOLATIF, s. m. (*acetum*, vinaigre); lotion acéteuse, liniment acétique.

ACÉTOLATURE, s. f. (*acetum*, vinaigre); vinaigre médicinal préparé par macération. Teinture acéteuse.

ACÉTOLÉ, s. m. (*acetum*, vinaigre); vinaigre médicinal préparé par solution.

ACÉTOMELLÉ, s. m. (*acetum*, vinaigre, *mellis*, miel); oxymel.

ACHROMATIQUE, adj., *achromaticus* (α priv., χρόα, couleur); se dit des lunettes qui ne donnent point les couleurs de l'iris aux objets que l'on regarde avec elles.

ACHROMATOPSIE, s. f., *achromatopsis* (α priv., χρόα, couleur, ὤψ, œil); difficulté de distinguer les couleurs.

ACHROME, adj., *achroma* (α priv., χρόα, couleur); sans couleur, décoloré.

ACHROMHÈME, s. m., *achromhæma* (α priv., χρόα, couleur, αἷμα, sang); sang achrome ou sans couleur. Chyle et lymphe.

ACHYLOPLASTIE, s. f., *achyloplastia* (α priv., χεῖλος, lèvre, πλάσσω, je forme); restauration de la lèvre inférieure.

ACIDE ANTIMONIEUX; synonyme de deutoxide d'antimoine.

Acide antimonique; synonyme de tritoxide d'antimoine.

Acide azulmique; acide contenu dans le corps charbonneux qui résulte de la décomposition spontanée de l'acide hydrocyanique pur.

Acide chloreux; synonyme de deutoxide de chlore.

Acide hypantimonieux; synonyme de protoxide d'antimoine.

Acide osmique; synonyme d'oxide d'osmium.

Acide oxichlorique; synonyme d'acide chlorique oxigéné.

Acide silicique; synonyme de silice; oxide de silicium.

Acide tellurique; synonyme d'oxide de tellure.

Acide ulmique; acide extrait du produit de l'exudation de l'orme, de la terre d'ombre et de la tourbe.

ACRINIE, s. f., *acrinia* (α priv., κρίνω, je sépare); diminution de quantité ou absence de sécrétion.

ACOUSMATE, s. m., *acousmata* (ἀκούω, j'entends); bruit imaginaire que l'on croit entendre.

ACTINOZOAIRE, s. m. (ἀκτίν, rayon, ζῶον, animal); animal radié, rayonné.

ADÉNO-MÉSENTÉRITE, s. f., *adenomesenteritis* (ἀδήν, glande, μέσος, milieu, ἔντερον, intestin); inflammation des ganglions ou glandes lymphatiques du mésentère. | Carreau. Atrophie mésentérique.

AERENTÈRE, s. m., *aerenteron* (ἀήρ, air, ἔντερον, intestin); voies aériennes.

AÉROLITHE, s. f. (ἀήρ, air, λίθος, pierre); pierre tombée de l'atmosphère.

ÆTITE, s. f., *atites* (ἀετός, aigle);

pierre d'aigle ; fer oxidé géodique rubigineux.

Afférent, adj., *afferens* (*ad*, vers, *ferre*, porter) ; conduit ou vaisseau apportant un liquide vers une partie quelconque.

Agalorrhée, s. f. (α priv., γάλα, lait, ῥέω, je coule) ; cessation de l'écoulement du lait ; suppression de la lactation, de l'allaitement.

Agrius, adj. (ἀγριαίνω, j'irrite) ; variété du lichen.

Agrégé, adj., *aggregatus* ; se dit, en botanique, des fleurettes stériles réunies.

Agrégé, s. m., docteur admis à suppléer aux professeurs absens ou malades, ainsi qu'à participer aux réceptions, dans les facultés de médecine françaises.

Aine, s. f., *inguen* ; pli oblique qui sépare la cuisse de l'abdomen.

Alantine, s. f. ; synonyme d'*inuline*.

Alavirati ; nom arabe du *pityriasis*.

Albiperle, s. f. ; matière mêlée à l'adipocire dans un calcul des parois abdominales trouvé par J. Moretti.

Album græcum ; excrémens séchés du chien, jadis employés en médecine.

Alcalescent, adj., *alcalescens* ; se dit des corps dans lesquels les propriétés alcalines se développent.

Alchimiste, s. m. ; livré à l'étude, à la pratique de l'alchimie.

Alcoolat, s. m. ; esprit aromatique ; médicament spiritueux préparé par distillation.

Alcoolatif, s. m. ; liniment, lotion alcoolique ; baume spiritueux.

Alcoolature, s. f. ; teinture alcoolique ; élixir médicinal spiritueux.

Alcoolé, s. m. ; solution alcoolique.

Alectoire, s. f., *alectoria* (ἀλέκτωρ, coq) ; pierre renfermée dans l'estomac du coq, et jadis supposée fort efficace en médecine.

Alembroth (sel) ; produit de la sublimation du deutochlorure de mercure et de l'hydrochlorate d'ammoniaque, jadis employé en médecine.

Alezan, adj. et sub. ; couleur tirant sur le roux : se dit des chevaux.

Algaroth (poudre d') ; sous-hydrochlorate de protoxide d'antimoine.

Alguada ; nom arabe de l'*alphos*.

Alhasba ; nom arabe de la *rougeole*.

Alimentation, s. f. ; assimilation des alimens ; genre d'aliment dont on use.

Alkermès (confection) ; électuaire contenant des grains de kermès.

Alkouba ; nom arabe de la *dartre sèche* ou *humide*.

Allopathie, s. f., *allopathia* (ἄλλον, autre, πάθος, maladie) ; action d'un médicament qui guérit en déterminant une souffrance autre que celle contre laquelle on le dirige.

Aloétique, adj. ; préparation médicamenteuse contenant de l'aloès.

Alquifoux, s. m. ; nom du minerai de plomb sulfuré, dans le commerce.

Alraba ; nom arabe de la *croûte laiteuse*.

Amarry, s. m. ; matrice. Passion hystérique. Hystérie.

Amiante, s. f., *amiantus* (α priv., μιαίνω, je salis) ; pierre magnésienne et siliceuse incombustible.

Amidol, s. m. (*amylum*, amidon) ; fécule.

Amidolique, adj. (*amylum*, amidon) ; pâte, colle, fécule, bouillie.

Amphibie, ad. et sub., *amphibium* (ἀμφί, des deux côtés, βίος, vie) ; qui peut vivre également ou du moins tour-à-tour dans l'air et dans l'eau.

Amphide, adj. (ἀμφί, des deux côtés) ; sel composé d'une base combinée avec un acide, un sulfide, un sélénide ou un telluride.

Amphigène, adj. et sub. (ἀμφί, des deux côtés, γίνομαι, naître) ; corps susceptible de former des combinaisons électro-négatives qui, en se combinant elles-mêmes avec les combinaisons électro-positives, produisent des sels.

Amphimérine tussiculeuse ; synonyme de *Coqueluche*.

Amphithéatre, s. m., *amphitheatrum* (ἀμφί, autour, θεάομαι, contempler) ; gradins circulaires. | Lieu où l'on dissèque, où l'on professe.

Amyélie, s. f., *amyelia* (α priv., μυελός, moelle) ; absence, privation, partielle ou totale, de la moelle épinière.

Anabatique, adj. (ἀνάβασις, action de monter) ; se dit des maladies qui, arrivées au plus haut degré d'intensité, cessent tout-à-coup.

Anacollemate, s. m., *anacollema* (ἀνακολλάω, je colle) ; topique agglutinatif.

Anal, adj., *analis* (anus) ; relatif à l'anus.

Analempsie, s. f., *analempsis* (ἀναλαμβάνω, arrêter un cheval tout court) ; épilepsie.

Anaphalantosis, s. m., *anaphalantiasis* (ἀνά, devant, φαλακρός, chauve) ; clarté, chute des sourcils.

Anatomisme, s. m. ; monomanie anatomique, selon Récamier.

ANAUDIE, s. f., *anaudia* (a priv., αὐδὴ, discours) ; catalepsie.

ANENCÉPHALE, adj. et sub. (a priv., ἐν, dans, κεφαλὴ, tête) ; fœtus privé de l'encéphale.

ANGÉIAL, adj., *vascularis* (ἀγγεῖον, vaisseau) ; vasculaire.

ANGÉIEUX, adj., *vascularis* (ἀγγεῖον, vaisseau) ; vasculaire.

ANGIODÉSIE, s. f., *angiodesis* (ἀγγεῖον, vaisseau, δεῖξις, démonstration) ; distension, gonflement des vaisseaux. | Turgescence. | État voisin de l'inflammation, selon Tommasini.

ANGIOGRAPHIE, s. f., *angiographia* (ἀγγεῖον, vaisseau, γράφω, je décris) ; description des vaisseaux.

ANGIOLOGIE, s. f., *angiologia* (ἀγγεῖον, vaisseau, λόγος, discours) ; science des vaisseaux.

ANGIOLEUCITE, s. f., *angioleucitis* (ἀγγεῖον, vaisseau, λευκός, blanc) ; inflammation des vaisseaux blancs. | Inflammation lymphatique. | Scrofules.

ANGIO-ASTHÉNIE, s. f., *angio-asthenia* (ἀγγεῖον, vaisseau, a priv., σθένος, force) ; faiblesse, débilité, atonie des vaisseaux.

ANGIOTOMIE, s. f., *angiotomia* (ἀγγεῖον, vaisseau, τέμνω, je coupe) ; dissection, anatomie des vaisseaux.

ANGITE, s. f., *angitis* (ἀγγεῖον, vaisseau) ; inflammation des vaisseaux, selon Breschet.

ANHISTE, adj. (a priv., ἱστὸς, tissu) ; se dit des parties organiques fluides ou solides dans lesquelles la texture n'existe point.

ANTAGONISME, s. m. (ἀντὶ, contre, ἀγὼν, combat) ; résistance mutuelle de deux puissances.

ANTHELITRAGIEN, adj. et sub., *anthelitrageus* (ἀντὶ, vis-à-vis, ἑλίσσω, je roule, τράγος, bouc) ; petit muscle qui s'étend de l'anthélix au tragus.

ANTHRACINE, s. f., *anthracina* (ἄνθραξ, charbon) ; variété du cancer, caractérisée par la coloration en noir du tissu dégénéré ou la présence de la mélanose.

ANTHROPOGÉNÈSE, s. f., *anthropogenesis* (ἄνθρωπος, homme, γίνομαι, je nais) ; génération de l'homme.

ANTHROPOMORPHE, adj., *anthropomorpheus* (ἄνθρωπος, homme, μορφὴ, forme) ; ayant la forme humaine.

ANTIAR. *V.* UPAS.

ANTIMONIURE, s. m. ; combinaison de l'antimoine avec un métal électro-négatif, selon Berzélius.

ANTIPÉRISTALTIQUE, adj., *antiperistalticus* (ἀντὶ, contre, περί, autour, στέλλω, je resserre) ; se dit du mouvement de bas en haut qui a lieu dans l'estomac et même dans les intestins lors du vomissement.

ANTISYMPATHIQUE, adj., *antisympathicus* (ἀντὶ, contre, σὺν, avec, πάθος, maladie) ; qui prévient le développement des symptômes sympathiques d'une irritation locale.

ANTITRAGIEN, adj., *antitrageus* (ἀντὶ, vis-à-vis, τράγος, bouc) ; situé sur l'antitragus.

AORTITE, s. f., *aortitis* (ἀορτὴ, ruisseau, sac) ; inflammation de l'aorte.

APHLEGMASIE, s. m., *aphlegmasia* (a priv., φλέγω, je brûle) ; état morbide opposé à l'inflammation.

APHRODISIOGRAPHIE, s. f., *aphrodisiographia* (Ἀφροδίτη, Vénus, γράφω, je décris) ; description des maladies vénériennes.

APOSYRME, s. m., *aposyrma* (ἀποσύρω, je racle) ; ulcération, dénudation légère, éraflure d'un os.

APOTHÈSE, s. f., *apothesis* (ἀποτίθημι, je place) ; situation à donner aux membres fracturés pour favoriser la consolidation.

ARBORISATION, s. m. (*arbor*, arbre) ; ligne rouge ramifiée que l'inflammation laisse à sa suite sur les membranes muqueuses.

ARSÉNIURE, s. m. ; combinaison de l'arsénic avec un métal électro-négatif, selon Berzélius.

AREA, s. f. ; partie du crâne dépourvue de cheveux et couverte d'épiderme écailleux.

ARÉOLAIRE, adj. (*area*, aire) ; pourvu d'aréoles. Se dit du tissu autrement nommé cellulaire.

ARIDURE, s. f. (*aridus*, sec) ; synonymie d'*atrophie*.

ARTÉRIODOME, s. m. *arteriodoma* (ἀρτηρία, artère, δῆμα, lien) ; pince, porte-nœuds pour la ligature des artères.

ARTÉRIO-PITUITEUX, adj., *arterio-pituitosus* ; se dit des vaisseaux qui, selon Ruysch, rampent le long des parois nasales.

ARTÉRITE, s. f., *arteritis* (ἀρτηρία, artère) ; inflammation d'une ou de plusieurs artères, ou même de la totalité du système artériel.

ARTHANITA, s. m., nom ancien du *cyclamen europæum*.

ARTIOZOAIRE, s. m. (ἄρτι, perfection, ζῶον, animal) ; animal pair.

ARY-ARYTÉNOÏDIEN, adj. et sub., *aryarytenoideus* ; aryténoïdien transversal.

ASPERMASIE, s. f., *aspermasia* (a priv.,

σπέρμα, semence); défaut de semence.

Astacolithe, s. f., *astacolithe* (ἀςλα-κὸς, écrevisse, λίθος, pierre); pierre d'écrevisse; carbonate calcaire.

Atélo-encéphalie, s. f., *atelo-encephalia* (a priv., τέλος, perfection, ἐν, dans, κεφαλὴ, tête); développement incomplet de l'encéphale.

Atélomyélie, s. f., *atelomyelia* (α priv., τέλος, perfection, μυελὸς, moelle); développement imparfait de la moelle épinière.

Atomification, s. f., *atomificatio*; médication en vertu de laquelle les organes tombent dans l'atonie.

Auriculo-ventriculaire, adj., *auriculo-ventricularis*; commun à l'oreillette et au ventricule du cœur. Se dit des ouvertures qui font communiquer chaque oreillette avec le ventricule correspondant, et quelquefois des valvules mitrale et tricuspide.

Aurure, s. m., alliage d'or.

B.

Baras, nom de la lèpre chez les arabes. État rugueux et squameux de la peau, rancité de la voix, et ulcération des cavités nasales.

Barbouquet, s. m., gale du museau des brebis.

Barométrie rhumatique. C'est, selon Récamier, l'effet que produisent sur l'organisme les transitions atmosphériques du sec à l'humide, et de l'humidité à la sécheresse.

Basique, adj. Se dit des sels haloïdes qui contiennent l'oxide du métal combiné avec son chlorure.

Bilatéral, adj., *bilateralis* (*bis*, deux, *later*, côté); se dit du procédé par lequel on incise transversalement le périnée pour arriver à la vessie.

Biologie, s. f., *biologia* (βίος, vie, λόγος, discours); science de la vie.

Biosique, adj. (βίος, vie). Le sens *biosique* est, selon Récamier, le sens vital commun, qui détermine la chaleur et l'électricité organiques vitales, et jusqu'à la combustion spontanée. | La *fièvre biosique* est la fièvre simple.

Bistourner, v. a.; tordre les vaisseaux spermatiques pour atrophier les testicules. Se dit des animaux.

Blactiæ, s. f. pl., *blactiæ*; rougeole.

Blépharophthalmie, s. f., *blepharophthalmitis* (βλέφαρον, paupière, ὀφθαλμὸς, œil); inflammation, ophthalmie des paupières.

Blépharoplégie, s. f., *blepharoplegia* (βλέφαρον, paupière, πλήσσω, je frappe); paralysie des paupières.

Boa, s. f., *boa*; papules rouges; pustules ichoreuses.

Bolide, s. f., *bolis*, s. m. (βάλλω, je lance); pierre tombée de l'atmosphère.

Borure, s. m., combinaison du bore avec les métaux électro-négatifs, selon Berzélius.

Bothor, s. m.; nom arabe de la lèpre blanche; tumeur avec ou sans solution de continuité.

Bourdonnement amphorique (*amphora*, cruche); bruit tout-à-fait semblable à celui que l'eau produit lorsqu'on souffle dans une carafe ou une cruche, et déterminé par la toux, la respiration ou la voix.

Bouton d'alep; bouton tantôt unique, tantôt multiple, qui se manifeste surtout chez les enfans, au visage, principalement au côté gauche, et qui dure environ un an.

Bougie armée; bougie emplastique, portant à l'une de ses extrémités un morceau de nitrate d'argent.

Bougie caustique; bougie emplastique revêtue à l'une de ses extrémités d'une pâte dans laquelle entre du nitrate d'argent.

Bouleté, adj.; se dit d'un cheval dont le tendon fléchisseur du boulet s'est retiré, ou dont le tendon extenseur du pied s'est relâché par suite de fatigue ou d'une ferrure défectueuse.

Brisepierre, s. m., *saxifragus*; instrument destiné à écraser la pierre dans la vessie.

Brôme, s. m., *bromus* (βρῶμος, fétidité); liquide d'un rouge hyacinthe en couches minces et vu par réfraction, rouge noirâtre vu par réflexion, très-volatil en vapeurs rutilantes, d'une odeur suffocante analogue à celle de l'oxide de chlore, tachant la peau en jaune, très-pesant, indécomposable par la chaleur et l'électricité, congelable à 18 ou 20 degrés de froid ; il doit être placé entre le chlore et l'iode, et il forme avec l'oxygène et l'hydrogène deux acides, l'un *bromique*, l'autre *hydrobromique*

BROMENTÈRE, s. m., *bromenteron* (βρῶμα, aliment, ἔντερον, intestin) ; voies alimentaires.

BROMIDE, s. m.; combinaison du brôme avec des corps moins électro-négatifs que lui, selon Berzélius.

BROMIDE HYDRIQUE; synonyme d'*acide hydrobromique*.

BROMURE, s. m.; combinaison du brôme avec les métaux électro-positifs, dans laquelle les rapports atomistiques sont les mêmes que dans les bases.

BRONCHOPHONIE, s. f., *bronchophonia* (βρόγχος, bronche, φωνή, voix) ; résonnance de la voix dans les bronches.

. BRUIT DE SOUFFLET ; bruit analogue à celui d'un soufflet, remplaçant celui qu'on entend naturellement pendant la diastole du cœur et des artères ; il est parfois *râpeux*, d'autres fois *sibilant*.

BRUIT MUSCULAIRE ; bruit rotatoire qu'on entend durant les contractions musculaires.

BRUIT RESPIRATOIRE PULMONAIRE ; murmure léger, mais extrêmement distinct, entendu dans la poitrine, et qui indique la pénétration de l'air dans le tissu pulmonaire et son explosion.

BRYTOL, s. m. (βρύτον, bière); bière.

BRYTOLÉ, s m.; bière médicinale préparée par solution.

BRYTOLURE, s. f.; bière médicinale préparée par macération.

C.

CACOMORPHIE, s. f., *cacomorphia* (κακός, mauvais, μορφή, forme); altération de la forme anatomique des organes, qui trouble, dérange l'exercice de leurs fonctions.

CACOPLASIE, s. f., *cacoplasia* (κακός, mal, πλάσσω, je forme); matière accidentelle non organisable, ou production sans analogues.

CAMPHOLÉULE, s. f.; huile volatile camphrée.

CANALICULÉ, adj., *canaliculatus;* creusé en gouttière.

CAPSULITE, s. f., *capsulitis;* inflammation de la capsule du cristallin.

CARABÉ, s. m., synonyme de *succin.*

CARACARACAL; variété de l'inflammation du cuir chevelu en Amérique.

CARATE, s. f., *carata;* maladie de la peau caractérisée par la décoloration de ce tissu.

CARBURE, s. m.; combinaison du carbone avec les métaux électro-négatifs, selon Berzélius.

CARCINE, s. f., *carcinus* (καρκίνος, cancer); carcinome; cancer.

. CARDIAL, adj. (καρδία, cœur); *son cardial,* celui que produit la percussion exercée sur les points du thorax où répond le cœur.

CARDIALGIQUE, adj., *cardialgicus* (καρδία, cœur ou orifice supérieur de l'estomac, ἄλγος, douleur); se dit de la fièvre intermittente avec douleur très-

vive à l'épigastre ou à la région du cœur, ou enfin au cardia.

CARDIATITE, s. f., *cardiatis* (καρδία, cœur ou orifice supérieur de l'estomac); inflammation du cardia.

CARDIECTASIE, s. f, *cardiectasis* (καρδία, cœur, ἔκτασις, dilatation); anévrisme, dilatation du cœur.

CARDIOPHLÉBITE, s. f. (καρδία, cœur, φλέψ, veine); inflammation des veines et des cavités gauches du cœur. Scorbut.

CARDITIQUE, adj. (καρδία, cœur); relatif au cœur; fièvre pernicieuse *carditique,* c'est-à-dire, avec vive douleur à la région du cœur et syncope.

CAROLUS, s. m.; pustule sur le pénis par suite du coït.

CATAIRE, adj., *catarius* (*catus,* chat); se dit du frémissement qu'on sent lorsqu'on applique, dans certains cas, la main sur la région du cœur, et qui est analogue au murmure que font entendre les chats quand on les flatte de la main.

CATARACTE DE MORGAGNI; synonyme de *cataracte laiteuse.*

Cataracte noire; synonyme d'*amaurose.*

CATALEMPSIE, s. f., *catalempsis* (καταλαμβάνω, je surprends); synonyme d'*épilepsie.*

CATAPTOSE, s. f., *cataptosis* (καταπίσσω, être frappé de crainte); synonyme d'*épilepsie.*

CATARTISME, s. m., *catartismus* (καταρτίζω, je replace); réduction d'un os luxé. Coaptation.

CELIS, s. m., *macula* (κηλὶς); tache.

CENCHRIAS, s. m., *miliaris ;* éruption partielle miliaire.

CÉPHALOTRIPSIE, *cephalotripsia* (κεφαλή, tête, τρίβειν, broyer); broiement de la tête du fœtus mort, dans les voies utérines.

CÉPHÉLIDE, s. f., *cephelis ;* synonyme d'*ipécacuanha.*

CÉRATINE. s. f., *ceratina* (κέρας, corne); matière cornée, pileuse, épidermique ou pennée.

CERCAIRE, s. m., *cercarius* (κέρκος, queue); animalcule infusoire, pourvu d'un appendice caudal, observé dans le sperme, le tartre des dents et divers liquides.

CÉRÉBRINE, s. f., *cerebrina* (*cerebrum,* cerveau); matière nutritive du tissu nerveux.

CHEILITE, s. f., *cheilitis* (χεῖλος, lèvre); inflammation des lèvres.

CHICKENPOX (*variole de poulet*); nom anglais de la varicelle vésiculeuse.

CHOLÉON, s. m., *choleon* (χολή); bile.

CHLORIDE, s. m.; combinaison du chlore avec des corps moins électro-négatifs que lui, selon Berzélius.

CHLORIDE HYDRIQUE ; synonyme d'*acide hydrochlorique.*

CHLORURE AMMONIQUE BIPLATINIQUE ; synonyme de *muriate ammoniacal de platine.*

CHLORURE, s. m. ; combinaison du chlore avec les métaux électro-positifs, dans laquelle les rapports sont les mêmes que dans les bases, selon Berzélius.

CHEMIATRIE, s. f., *chemiatria* (χυμία, chimie, ἰατρεία, guérison); thérapeutique fondée sur l'explication des phénomènes de la vie par les lois de la chimie.

CHIAZIQUE, adj.; synonyme ridicule d'*hydrocyanique.*

CHLORO-IODIQUE (acide); synonyme de *chlorure d'iode.*

CHOANITE, s. f., *choanitis* (χοάνη, entonnoir); inflammation des fosses nasales.

CHONDRITE, s. f., *chondritis* (χονδρὸς, cartilage); inflammation des cartilages.

CHORÉOMANIE, s. f., *choreomania* (χορεία, danse, μανία, folie); danse involontaire morbide. Chorée.

CHOROÏDITE, s. f. (χόριον, chorion); inflammation de la membrane choroïde.

CHROME, adj., *coloratus* (χρόα, couleur); coloré.

CHROMÈME, s. m., *chromœma* (χρόα,

couleur, αἷμα, sang); sang chrôme ou coloré ; sang artériel et sang veineux.

CHROMÉON, s. m., *chromeon* (χρόα, couleur); pigmentum rare ou nul du corps muqueux interne.

CHUMIMÉTRIQUE, adj., *chumimetricus* (χυμὸς, saveur, μέτρον, mesure); qui donne la mesure des saveurs. Le goût est le sens *chumimétrique,* selon Récamier.

CLOCHE ; synonyme populaire d'*ampoule.*

CNIPOTES (κνιπότης); prurit avec sécheresse.

CNYME, s. m., *cnyma* (κνῦμα); léger prurit.

CŒCITE, s. f., *cœcitis* (*cœcum,* intestin cœcum); inflammation du cœcum.

COLIQUE DU JAPON ; variété de l'éléphantiasis des Arabes, selon Alard.

COLPITE, s. f., *colpitis* (κόλπος, cavité); inflammation du vagin.

COMEDO, adj. (*comedere,* manger); variété de la dartre *mentagre.*

COMPAS DE PROPORTION ; synonyme de *pelvimètre.*

CONJONCTIVITE, s. f., *conjunctivitis* (*conjunctiva,* conjonctive); inflammation de la conjonctive. Ophthalmie externe. Ophthalmie.

CONQUASSANT, adj., *conquassans* (*conquasso,* je brise); se dit des douleurs les plus vives de l'enfantement, notamment de celles qui se font sentir quand la tête est engagée dans le bassin.

CONTRE-IRRITATION, s. f.; irritation provoquée sur une partie, pour en faire cesser une autre située ailleurs.

COPAHU (baume de); résine extraite à l'aide d'incisions du *copaiba* ou *copaifera officinalis,* L.; elle exhale une odeur forte ; sa saveur est désagréable. Elle est très employée, notamment contre la blennorrhagie.

COPAL ou COPALE, s. f.; résine qui découle du tronc de l'*œleocarpus copalifera,* Retz.

COPALME (huile de); styrax liquide.

CORECTOMIE, s. f., *corectomia* (κόρη, prunelle, ἐκτὸς, dehors, τέμνω, je coupe); excision de l'iris.

COREDIALYSE, s. f., *coredialysis* (κόρη, prunelle, διαλύω, je dissous); décollement de l'iris.

CORETOMIE, s. f., *coretomia* (κόρη, prunelle, τέμνω, je coupe); incision de l'iris.

CORNÉINE, s. f., *corneina* (*cornu,* corne); matière cornée, pileuse, épidermique ou pennée.

CORNÉITE, s. f., *corneitis* (*cornu*, corne); inflammation de la cornée.

COWPÉRINE, s. f., *cowperina*; produit de la sécrétion des glandes de Cowper.

COWPOX, nom anglais de la vaccine; mot à mot, *petite vérole de vache*.

COWRAP, nom anglais d'une variété de l'*impétigo*.

CRANOMANCIE (κράνον, tête, μαντεία, divination); divination par l'inspection du crâne.

CRÉMASON, s. m., *cremason*; aigreur brûlante remontant de l'estomac à la bouche.

CROTON (κρότων, tique); genre de la famille des euphorbiacées, qui fournit entre autres à la thérapeutique la cascarille, *croton eluteria*, Sw., aromatique précieux, et l'huile de *croton tiglium*, L., drastique puissant.

CRUPSIE, s. f., *crupsia* (χρόα, couleur, ὄψ, œil); vue d'objets colorés autrement qu'ils ne le sont réellement.

CRYMODYNIE, s. m., *crymodynia* (κρυμός, froid, ἰδύνη, douleur); douleur froide. | Rhumatisme chronique.

CRYMOSE, s. f., *crymosis* (κρυμός, froid); maladie causée par le froid.

CRYPTOSINE, s. f., *cryptosina* (κρύπτω,

je cache); matière sécrétée par les cryptes.

CUBÈBE; nom indien francisé du *piper cubeba*, employé dans la blennorrhagie.

CUTAMBULE, adj., *cutambulans* (*cutis*, peau, *ambulo*, je me promène); ver qui rampe sous la peau. | Douleur errante sous la peau.

CUTITE, s. f., *cutitis* (*cutis*, peau); inflammation de la peau.

CYANIDE HYDRIQUE; synonyme d'*acide hydrocyanique*.

CIRRHOSE, s. f., *cirrhosis* (κιῤῥός, roux); matière morbide accidentelle sans analogue, qui se développe principalement dans le foie et dont le nom indique la couleur.

CYSTICERQUE, s. m., *cysticercus* (κύστις, vessie, κέρκος, queue); entozoaire terminé par une vessie caudale, trouvé parfois dans l'homme.

CYSTIDOTOME, s. m., *cystidotomus* (κύστις, vessie, τέμνω, je coupe); instrument destiné à l'incision de la vessie.

CYSTIDOTOMIE, s. f., *cystidotomia* (κύστις, vessie, τέμνω, je coupe); opération de la taille.

CYSTITE, s. f., *cystitis* (κύστις, vessie); inflammation de la vessie.

D.

DACRYOCYSTALGIE, s. f., *dacryocystalgia* (δακρύω, je pleure, κύστις, sac, ἄλγος, douleur); douleur ressentie dans le sac lacrymal.

DACRYOME, s. m., *dacryoma* (δακρύω, je pleure); larmoiement.

DACRYON, s. m., *dacryon* (δακρύω, je pleure); liquide lacrymal.

DACRYORRHYSE, s. f., *dacryorrhysis* (δάκρυον, larme, ῥέω, je coule); larmoiement.

DACRYOSTASE, s. f., *dacryostasis* (δακρύω, je pleure, στάσις, immobilité); le plus haut degré du larmoiement. | Abolition de la fonction des points lacrymaux.

DAL-FIL; nom de l'éléphantiasis des Arabes, dans la langue de ce peuple.

DASYME, s. m. (δασύς, rude); aspérité et rougeur des paupières.

DELIRIUM TREMENS; délire avec tremblement, observé chez les ivrognes principalement.

DEM EL MUIA; encéphalite, fièvre pernicieuse, endémique en Egypte.

DEMI-TIERCE, adj., *semitertiana*; se dit des maladies dont les accès reviennent au nombre de deux tous les jours, et d'un seul les jours intercalaires.

DENTICEPS, s. m., *denticeps* (*dens*, dent); instrument propre à saisir les dents et les extraire.

DERMECTÉRIEN, adj. (δέρμα, peau, ἐκτός, dehors); relatif à la peau extérieure ou peau proprement dite.

DERMENTÉRIEN, adj. (δέρμα, peau, ἔντερον, intestin); peau intestinale.

DERMOTAGRE, s. m. (δέρμα, peau, ἄγρα, prise); pellagre.

DESMEUX, adj., *desmosus* (δεσμός, lien); ligamenteux.

DERMITE, s. f., *dermitis* (δέρμα, peau); inflammation de la peau.

DERMOGRAPHIE, s. f., *dermographia* (δέρμα, peau, γράφω, je décris); description de la peau.

DERMOLYSIE, s. f., *dermolysis* (δέρμα, peau, λύσις, solution); paralysie, anesthésie, insensibilité de la peau.

DESOXYGÉNÈSE, s. f. ; maladie causée par la privation d'oxygène, selon Baumes.

DESSOLURE, s. f.; enlèvement de la sole de corne.

DEUTACHRÔME, adj., *deutachromaticus* (δεύτερος, second, α priv., χρόα, couleur); le second sans couleur.

DEUTACHROMÈME, s. m., *deutachromæma* (δεύτερος, second, α priv., χρόα, couleur, αἷμα, sang); sang deutachrôme; lymphe.

DEUTOCHRÔME, adj., *deutochromaticus* (δεύτερος, second, χρόα, couleur); le second coloré.

DEUTOCHROMÈME, s. m., *deutochromæma* (δεύτερος, second, χρόα, couleur, αἷμα, sang); sang deutochrôme; sang artériel.

DEUTONERVEUX, adj. (δεύτερος, second, νεῦρον, nerf); nerveux de la vie animale.

DEUTOSARCEUX, adj., *deutosarcoticus* (δεύτερος, second, σάρξ, chair); musculaire de la vie animale.

DEUTOSCLÉREUX, adj., *deutosclerosus* (δεύτερος, second, σκληρός, dur); osseux.

DESYMPHISER, v. a. (*de*, de, σύν, avec, φύω, je nais); diviser l'articulation des pubis.

DIACRISIQUE, adj. (διάκρισις, séparation); sens *diacrisique*, celui qui préside aux sécrétions, selon Récamier.

DIADOSE, s. f., *diadosis* (διαδίδωμι, je partage); nutrition.

DIAPIE, s. f., *diapyosis* (διά, avec, πύον, pus); sécheresse, faiblesse de la vue. | Presbytie, vue trop longue.

DIARRHÉE CHYLEUSE; synonyme de *Flux céliaque.*

DIASTÉMATOMYÉLIE, s. f., *diastematomyelia* (διάστημα, interstice, μυελός, moelle); scission de la moelle épinière.

DICHOTOMIE (δίχα, en deux, τέμνω, je coupe); division binaire.

DICOTYLÉDON, adj. et subs. (δίς, deux, κοτυλεδών, cotylédon); végétal ayant deux feuilles séminales.

DIDYME, s. m., *didymus* (δίδυμος, double); testicule.

DIDYMITE, s. m., *didymitis* (δίδυμος, double); inflammation du testicule.

DINOS, s. m., *vertigo* (δίνη, tourbillon); vertige.

DIPHTHÉRIFICATION, s. f. (διφθέρα, dépouille, parchemin, cuir); nécrose de l'épithélium.

DIPHTHÉRIE, s. f. *diphtheria* (διφθέρα, dépouille, parchemin, cuir); production de pellicule.

DIPHTHÉRITE, s. f., *diphtheritis* (δι-φθέρα, dépouille, parchemin, cuir); inflammation pelliculaire.

DIPLOMYÉLIE, s. f., *diplomyelia* (διπλόω, je double, μυελός, moelle); moelle épinière double.

DIPSOMANIE, s. f., *dipsomania* (δίψα, soif, μανία, manie); délire, avec soif d'eau-de-vie et tremblement.

DISSOCIATION, s. f., *amentia*; démence, selon Rush.

DJUZAM; nom de l'éléphantiasis des Arabes chez cette nation.

DOTHINENTÉRIE, s. f., *dothinenteria* (δοθιήν, furoncle, ἔντερον, intestin); furoncle, état furonculeux des intestins.

DOTHINENTÉRITE, s. f., *dothinenteritis* (δοθιήν, furoncle, ἔντερον, intestin); inflammation furonculeuse des intestins.

DOUBLE QUARTE, adj., *duplex quartana*; se dit d'une fièvre périodique dans laquelle deux accès se manifestent tous les deux jours, ou bien il y a un accès deux jours de suite et apyrexie le troisième.

DOUBLE QUOTIDIENNE, adj., *duplex quotidiana*; se dit d'une fièvre périodique dans laquelle deux accès reviennent chaque jour.

DOUBLE TIERCE, adj., *duplex tertiana*; se dit d'une fièvre dont l'accès revient tous les jours à des heures qui se correspondent d'un jour l'un.

DUO-STERNAL, adj.; se dit de la deuxième pièce du sternum.

DURABILITÉ, s. f.; propriété inhérente aux corps organisés de durer un certain temps, au bout duquel la mort arrive.

DURETÉ D'OREILLE; nom vulgaire de la *surdité.*

DYACYDONIUM, s. m. (διά, avec, κύδων, Cydon); électuaire purgatif ayant pour excipient le rob de sureau.

DYNAMÉTRIE, s. f., *dynametria* (δύναμις, force, μέτρον, mesure); mesure des forces.

DYSCHROMATIQUE, adj., *dyschromaticus* (δύς, mal, χρόα, couleur); de mauvaise couleur. Altérant la couleur.

DYSENTERIE ROUGE; synonyme de *dysenterie.*

DYSESTHÉSIE ou DYSÆSTHÉSIE, s. f. (δύς, difficile, αἰσθάνομαι, je sens); dérangement, diminution, abolition de la sensibilité.

DYSMNÉSIE, s. f. *dysmnesia* (δύς, difficile, μνῆσις, mémoire); embarras, infidélité, oblitération de la mémoire.

DYSERGIE, s. f., *dysergia* (δύς, difficile, ἔργον, action); difficulté dans l'exercice d'une fonction; fonction difficile; travail organique difficile.

Echopeur, s. m.; instrument proposé pour creuser les calculs vésicaux du centre à la circonférence.

Eclepsie, s. f., *eclepsis* (ἔκλειψις, éclipse); synonyme d'*épilepsie*.

Ecthymose, s. m., *ecthymosis* (εκθύω, je bouillonne); ébullition, agitation, raréfaction du sang.

Effluve, s. m., *effluvium*; particule invisible dégagée des corps de toute espèce.

Egratignure, s. f.; déchirure légère de la peau.

Egyptiac, adj.; se dit d'un onguent contenant du cuivre. | Mellite d'acétate de cuivre.

Eispnoïque, adj. (εἰς, dans, πνέω, je respire); relatif à l'inhalation, l'absorption.

Elæol, s. m.; huile fixe.

Elæolé, s. m.; huile fixe médicamenteuse.

Elcose, s. f., *elcosis* (ἕλκος); ulcère.

Elécampe, s. f.; inuline.

Electropuncture, s. f.; électrisation profonde à l'aide d'aiguilles enfoncées dans les parties.

Electrum, s. m. (ἤλεκτρον); ambre jaune, succin.

Ellagique, adj.; se dit d'un acide renfermé dans la noix de galle.

Elode, adj.; *elodes* (ἕλος, marais); se dit des fièvres avec sueur qui règnent sur les bords des marais.

Elytrorrhée, s. f., *elytrorrhœa* (ἔλυτρον, gaîne, ῥέω, je coule); écoulement muqueux par le vagin. Leucorrhée.

Empigo, s. m.; variété de l'éléphantiasis au Brésil.

Enantipathie, s. f., *enantipathia* (ἐναντίος, opposé, πάθος, affection); action d'un médicament qui guérit en provoquant une souffrance diamétralement opposée à celle contre laquelle on le dirige.

Enarthrite, s. f., *enarthritis* (ἐν, dans, ἄρθρον, articulation); inflammation d'une articulation mobile

Encéphalie, s. f. (ἐν, dans, κεφαλή, tête); maladie de l'encéphale.

Enclouure, s. f.; introduction d'un clou dans la sole charnue.

Endère, s. m. (ἔνδον, dedans); ensemble formé par les appareils nerveux et vasculaire.

Endocardite, s. f., *endocarditis* (ἔν-

dον, dedans, καρδία, cœur); inflammation interne du cœur. Cardite interne.

Endodontite, s. f., *endodontitis* (ἔνδον, dedans, ὀδούς, dent); inflammation de la membrane qui revêt la cavité des dents.

Endogastrite, s. f., *endogastritis* (ἔνδον, dedans, γαστήρ, estomac); inflammation de la membrane muqueuse de l'estomac. Gastrite interne.

Endonartérite, s. f., *endonarteritis* (ἔνδον, dedans, ἀρτηρία, artère); inflammation de la membrane interne des artères. Artérite interne.

Endonentérite, s. f., *endonenteritis* (ἔνδον, dedans, ἔντερον, intestin); inflammation de la membrane muqueuse des intestins. Entérite interne.

Endophlébite, s. f., *endophlebitis* (ἔνδον, dedans, φλέψ, veine); inflammation de la membrane interne des veines. Phlébite interne.

Enœsophagite, s. f., *enœsophagitis* (ἔνδον, dedans, οἰσοφάγος, œsophage); inflammation de la membrane muqueuse de l'œsophage. Œsophagite interne.

Endosmomètre, s. m., *endosmometrum* (ἔνδον, dedans, ὠσμός, impulsion, μέτρον, mesure); instrument propre à mesurer l'*endosmose*.

Endosmose, s. f., *endosmosis* (ἔνδον, dedans, ὠσμός, impulsion); action physico-organique ou vitale en vertu de laquelle les petits organes creux se remplissent d'un liquide qui semble être poussé et accumulé avec violence dans leur cavité. Courant d'introduction qui s'établit à travers une cloison membraneuse, séparant deux liquides de densité ou de nature chimique différentes.

Enostose, s. f., *enostosis* (ἐν, dans, ὀστίον, os); tumeur dans le canal médullaire des os.

Entère, s. m. (ἔντερον, intestin); peau interne. Membranes muqueuses.

Entériel, adj. (ἔνδον, dedans); qui appartient à l'*entère*, ou peau interne.

Enterexhème, s. m., *enterexhæma* (ἔνδον, dedans, ἐκ, de, αἷμα, sang); produit émané du sang et versé sur une surface muqueuse.

Entérose, s. f., *enterosis* (ἔντερον, intestin); maladie des intestins.

Entérotome, s. m., *enterotomus* (ἐντερον, intestin, τέμνω, je coupe); instrument à l'aide duquel on divise les intestins.

ENTOMOZOAIRE, s. m. (ἔντομος, coupé, ζῶον, animal); animal articulé.

ENTREFESSON, s. m., *intertrigo*; rougeur, excoriation des fesses, par suite de la marche ou de l'équitation.

EPACMASTIQUE, adj., *epacmasticus* (ἐπὶ, sur, ἀκμάζω, je suis à la fleur de l'âge); se dit des maladies qui, parvenues au plus haut degré d'intensité, cessent tout-à-coup.

EPHÉMÈRE SANGUINE; synonyme de *fièvre inflammatoire*.

EPIAN; synonyme de *pian*.

EPIBOLÉ, s. f. (ἐπιβολή, attaque); cauchemar.

EPIDIDYMITE, s. f., *epididymitis* (ἐπὶ, sur, δίδυμος, testicule); inflammation de l'épididyme.

EPIENTÈRE, s. m. (ἐπὶ, sur, ἔντερον, intestin); membrane gastro-pulmonaire. Partie supérieure de la peau intérieure.

EPIPHLOGOSE, s. f., *epiphlogosis* (ἐπὶ, sur, φλόγωσις, inflammation); deuxième degré de la phlogose, selon Lobstein.

EPIPAROXYSME, s. m., *epiparoxysmus* (ἐπὶ, sur, παροξύνω, j'irrite); paroxysme qui semble être surajouté à la maladie.

ERYTHRÈME, s. m., *erythrema* (ἐρυθρὸς, rouge); rougeur de la peau sans fièvre.

ESTIVAL, adj., *œstivalis* (*œstas*, été); se dit des maladies qui règnent durant l'été.

ETAMINE, s. f., *stamen*; organe sexuel mâle des végétaux, composé pour l'ordinaire du *filet*, de l'*anthère* ou partie supérieure contenant le *pollen* ou poussière fécondante. | Etoffe de laine servant à la clarification.

ETHÉRAT, s. m.; médicament éthéré préparé par distillation.

ETHÉROL, s. m., *ether*; éther.

ETHÉROLAT, s. m.; éther médicamenteux préparé par distillation.

ETHÉROLATIF, s. m.; lotion, liniment éthérés.

ETHÉROLATURE, s. f.; teinture éthérée.

ETHÉROLÉ, s. m.; éther médicamenteux préparé par solution.

EUPLASIE, s. f., *euplasis* (εὖ, bon, πλάσσω, je forme); matière animale essentiellement organisable.

EVIDEUR, s. m.; foret destiné par sa forme à évider les calculs vésicaux.

EXANTHÉMATOLOGIE, s. f., *exanthematologia* (ἐξανθέω, je fleuris, λόγος, discours); traité sur les exanthèmes.

EXARTÉRITE, s. f., *exarteritis* (ἐξ, de, ἀρτηρία, artère); inflammation de la tunique cellulaire des artères. Artérite externe.

EXCRETA, s. m. pl.; matière des excrétions. Excrétions.

EXENTÉRITE, s. f., *exenteritis* (ἐξ, de, ἔντερον, intestin); inflammation externe ou péritonéale des intestins. Entérite péritonéale.

EXHALATIVITÉ, s. f.; propriété d'exhaler propre aux corps organisés.

EXHÈME, s. m., *exhæma* (ἐξ, de, αἷμα, sang); produits émanés du sang, fluides ou solides, différant beaucoup entre eux sous le rapport de leur nature chimique, et sécrétés par des organes très-variés.

EXOCARDITE, s. f., *exocarditis* (ἐξ, de, καρδία, cœur); inflammation externe du cœur. Péricardite. Cardite externe.

EXŒSOPHAGITE, s. f., *exœsophagitis* (ἐξ, de, οἰσοφάγος, œsophage); inflammation externe de l'œsophage. Œsophagite externe ou cellulaire.

EXOGASTRITE, s. f., *exogastritis* (ἐξ, de, γαστήρ, estomac); inflammation externe ou péritonéale de l'estomac. Gastrite péritonéale.

EXOPHLÉBITE, s. f., *exophlebitis* (ἐξ, de, φλέψ, veine); inflammation de la tunique cellulaire des veines. Phlébite externe ou cellulaire.

EXOSMOSE, s. f., *exosmosis* (ἐξ, de, ὠσμός, impulsion); action physico-organique ou vitale, en vertu de laquelle les petits organes creux se vident d'un liquide qu'ils contiennent. Courant d'expulsion qui s'établit, lorsque deux liquides de densité ou de nature chimique différentes sont séparés par une cloison membraneuse, au travers de cette cloison.

EXTÈRE, s. m. (ἐκτὸς, dehors); peau extérieure; peau.

EXTÉRIEL, adj. (ἐκτὸς, dehors); qui appartient à l'*extère* ou la peau.

EXTEREXHÈME, s. m., *exterexhæma* (ἐκτὸς, dehors, ἐξ, de, αἷμα, sang); produit émané du sang, et versé à la peau.

Faim-calle, s. f.; faim excessive. Boulimie.

Faim-valle, s. f ; faim tellement pressante, que le cheval s'arrête et refuse de marcher jusqu'à ce qu'il ait mangé.

Falère, s. f.; indigestion gazeuse avec convulsion chez les animaux.

Falcadina, s. f. ; variété de la syphilis dans le Tyrol.

Favus, s. m., *favus* (*favus*, rayon); teigne faveuse.

Féculace, s. m. (*fecula*, fécule); colle préparée avec la fécule.

Fibro-chondrite, s. f., *fibro-chondritis*; inflammation des fibro-cartilages.

Ficoïde, adj., *ficoides* (*ficus*, figue); ayant la forme d'une figue.

Fièvre cacoethe, *febris cacoethes*; synonyme de *typhus*.

Fièvre carcéraire, *febris carceraria*; synonyme de *typhus*.

Fièvre continue défécatoire, *febris continua defecatoria*; synonyme de *fièvre inflammatoire*.

Fièvre continue dépuratoire, *febris continua depuratoria*; synonyme de *fièvre inflammatoire*.

Fièvre critique, *febris critica*; synonyme de *typhus*.

Fièvre biosique; fièvre simple, selon Récamier.

Fièvre d'épiploon, *febris epiploica*; synonyme de *fièvre puerpérale*.

Fièvre de mauvais caractère, *febris mali moris*; synonyme de *typhus*.

Fièvre des déserteurs; Latour paraît s'en être seul occupé; elle est accompagnée d'hémorrhagies incoërcibles.

Fièvre des vaisseaux, *febris navigantium*; synonyme de *typhus*.

Fièvre glutineuse, *febris glutinosa*; synonyme de *fièvre muqueuse*.

Fièvre hémorrhagique, *febris hemorrhagica*; toute fièvre, cause ou effet d'une hémorrhagie, selon Latour.

Fièvre lente, *febris lenta*; synonyme de *fièvre lactique*.

Fièvre matelotte; synonyme de *fièvre jaune*.

Fièvre pulicaire, *febris pulicaria*; fièvre avec pétéchies.

Fluoride, s. m.; combinaison du fluor avec des corps moins électro-négatifs que lui, selon Berzélius.

Fluoride hydrique; synonyme d'*acide hydro-fluorique*.

Fluoride hydrique et borique; synonyme d'*acide hydro-fluoborique*.

Fluoride hydrique et silicique; synonyme d'*acide hydro-fluosilicique*.

Fluoride hydrique et tantalique; synonyme d'*acide hydro-fluotantalique*.

Fluoride hydrique et titanique; synonyme d'*acide hydro-fluotitanique*.

Fluorure, s. m.; combinaison du fluor avec les métaux électro-positifs, dans laquelle les rapports sont les mêmes que dans les bases, selon Berzélius.

Fluorure potassique triborique; synonyme de *fluoborate de potasse*.

Fluorure sodique bisilicique; synonyme de *fluosilicate de soude*.

Flux de sang; nom vulgaire de la dysenterie.

Flux périodique; ophthalmie périodique des jeunes chevaux, qui souvent finit par les priver de la vue.

Flux splénique, *fluxus splenicus*; hémorrhagie intestinale dont on suppose que la source est dans la rate.

Folliculeux, adj., *folliculosus*; se dit des membranes pourvues de follicules, des membranes muqueuses, par conséquent.

Folliculite, s. f., *folliculitis*; inflammation des follicules.

Formica, s. f. (*formica*, fourmi); espèce de verrue avec prurit.

Formix, s. m., *formix*; ulcère carcinomateux de la face.

Fosse d'amyntas; bandage en X, destiné à maintenir, réduits, les fragmens des os du nez, dans les fractures de cet organe.

Fourchet, s. m.; inflammation du canal interdigité du mouton.

Fourmillement, s. m., *formicatio*; sentiment analogue à celui que produirait des fourmis courant à la surface de la partie où on l'éprouve.

Framboesia; synonyme de *pian*.

GALACTIE, s. f. , *galaxia* (γάλα, lait); sécrétion du lait. Excès dans cette sécrétion.

GALENTÈRE, s. m., *galenteron* (γάλα, lait, ἔντερον, intestin); voies lactées.

GALÉON, s. m. , *galeon* (γάλα, lait); lait.

GASTRO-ENTÉRO-MÉNINGITE, s. f., *gastro-entero-meningitis* (γαστήρ, estomac, ἔντερον, intestin, μήνιγξ, membrane); inflammation de l'estomac, des intestins et des méninges encéphaliques, en même temps.

GASTRORRHÉE, s. f. , *gastrorrhæa* (γαστήρ, estomac, ῥέω, je coule); vomissement muqueux chronique.

GASTRO-TUBOTOMIE, s. f. (γαστήρ, ventre, *tubus*, tube, τέμνω, je coupe); extraction du fœtus à l'aide de l'incision de l'abdomen et de la trompe ou de l'ovaire qui le recèle.

GALORRHÉE, s. f., *galorrhæa* (γάλα, lait, ῥέω, je coule); excès dans la sécrétion du lait.

GÉMURSA, s. f. , tubercule douloureux développé entre les orteils; cor humide interdigitaire.

GÉNÉSÉOLOGIE , s. m. , *geneseologia* (γένεσις, génération, λόγος, discours); doctrine de la génération.

GÉNÉSIQUE, adj. (γένεσις, génération); sens *génésique*, celui qui préside à la génération, selon Récamier.

GILLA , s. m., sel.

GLAIRINE , s. f. ; matière gélatineuse végétale, selon les uns; pseudorganique, selon d'autres, que l'on trouve dans les eaux sulfureuses naturelles.

GLOTTITE, s. f., *glottitis* (γλωττίς, glotte); inflammation de la glotte.

GNATHITE , s. f., *gnathitis* (γνάθος, joue); inflammation de la joue.

GNATHOSPASME, s. m. (γνάθος, joue, σπάω, je tire); diduction, spasme, contraction de la joue; trismus.

GNATHOPLÉGIE , s. f., *gnathoplegia* (γνάθος, joue, πλήσσω, je frappe); paralysie des joues.

GRENADIER SAUVAGE; l'écorce de la racine de cette plante est aujourd'hui fort en usage pour déterminer l'expulsion du tænia.

GRYPOSE, s. f., *gryposis* (γρὺψ, griffon); courbure des ongles.

GUBERNACULUM TESTIS; ligament disposé de telle sorte, qu'il favorise la descente du testicule dans le scrotum.

GYNIDE, s. m. (γυνή, femme); homme qui par la structure des parties sexuelles se rapproche de la femme.

GYNÆCOTOMIE, s. f., *gynæcotomia* (γυνή, femme, τέμνω, je coupe); dissection, anatomie de la femme.

GYNÆCOPHYSIOLOGIE, s. f., *gynæcophysiologia* (γυνή, femme, φύσις, nature, λόγος, discours); physiologie de la femme.

H.

HÆMANGIOTITE, s. f., *hæmangiotitis* (αἷμα, sang, ἀγγεῖον, vaisseau); inflammation des vaisseaux sanguins. Angiotite sanguine.

HALE, s. m. (*haul*, soleil); teinte brunâtre que le soleil imprime à la peau de la face et des mains.

HALOGÈNE, adj. (ἅλος, sel, γίνομαι, j'engendre); générateur de sels.

HALOÏDE, sel (ἅλος, sel); composé d'un corps halogène, c'est-à-dire, de chlore, de brôme, d'iode, de fluor ou de cyanogène, et d'un métal électro-positif.

HÉLODE, adj., *helodes* (ἕλος, marais); se dit des fièvres qui règnent dans les contrées marécageuses.

HÉMACÉLINOSE, s. f., *hæmacelinosis* (αἷμα, sang, κηλίς, tache, νόσος, maladie); maladie tachetée de Werlhoff. [Ecchymose.

HÉMATHROSE, s. f., *hæmathrosis* (αἷμα, sang, θρόμβος, grumeau); épanchement de sang hors de ses vaisseaux, et accumulation de ce fluide dans la substance des organes ou dans une cavité du corps.

HÉMATONOSE, s. f., *hæmatonosis* (αἷμα, sang, νόσος, maladie); présence du sang dans les cavités ou l'épaisseur des tissus organiques.

HÉMATOPISIE, s. f., *hœmatopisis* (αἷμα, sang, ὤψ, aspect); collection sanguine.

HÉMATOSINE, s. f., *hœmatosina* (αἷμα, sang); matière colorante du sang.

HÉMATOSIQUE, adj. (αἷμα, sang); sens *hématosique*, celui qui préside à l'hématose, selon Récamier.

HÈME, s. m. (αἷμα, sang); tous fluïdes vasculaires et circulatoires qui ont pour caractère de se transformer les uns dans les autres, et de différer très-peu sous le rapport de la composition. | Sang, chyle, lymphe.

HÉMENDÈRE, s. m., *hœmenderon* (αἷμα, sang, ἔνδον, dedans); appareil vasculaire sanguin.

HÉMI-RACHIALGIE, s. f., *hemi-rachialgia* (ἥμισυς, demi, ῥάχις, colonne vertébrale, ἄλγος, douleur); douleur occupant un côté de la colonne vertébrale.

HÉMOPHTHALMIE, s. *hœmophthalmia* (αἷμα, sang, ὀφθαλμός, œil); épanchement de sang dans les chambres de l'œil.

HÉMOPTOSE, s. f. (αἷμα, sang, πτύω, je crache); crachement de sang.

HÉMOPTYSME, s. f. (αἷμα, sang, πτύω, je crache); crachement de sang.

HÉMORACHIS, s. m., *hœmorachis* (αἷμα, sang, ῥάχις, colonne vertébrale); épanchement de sang dans le canal vertébral ou la moelle épinière.

HÉMORRHÉE, s. f., *hœmorrhœa* (αἷμα, sang, ῥέω, je coule); écoulement, épanchement sanguin sous l'épiderme.

HÉMOTHORAX, s. m., *hœmothorax* (αἷμα, sang, θώραξ, poitrine); épanchement de sang dans la plèvre.

HERPÈS, s. m. (ἕρπω, je rampe); dartre, phlegmasie vésiculeuse.

HÉTÉROCRINIE, s. f., *heterocrinia* (ἕτερος, autre, κρίνω, je trie); sécrétion anormale.

HÉTÉROMORPHE, ad., *heteromorphus* (ἕτερος, autre, μορφή, forme); d'une forme différente, de forme variée.

HÉTÉROPLASIE, s. f., *heteroplasis* (ἕτερος, différent, πλάσσω, je forme); formation de substances étrangères à l'état normal.

HIDROA, s. m., *hidroa* (ὕδωρ, eau); papules rouges et douloureuses au toucher.

HIDROTIQUE, adj. (ἱδρώς, sueur); sudorifique.

HIÉRANOSE, s. f., *hieranosis* (ἱερός, sacré, νόσος, maladie); chorée.

HIPPOLITHE, s. m., *hippolithon* (ἵππος, cheval, λίθος, pierre); calcul intestinal du cheval.

HIPPUS, s. m. (ἵππος, cheval); clignement des paupières; tremblement des yeux.

HISTE, s. m. (ἱστός, toile); partie solide de l'organisme dans laquelle la texture est évidente.

HISTOGÈNE, adj. (ἱστός, toile, γίνομαι, engendrer); substance animale génératrice des tissus vivans.

HOLOPHLYCTIDE, s. f., *holophlyctis* (ὅλος, tout, φλύζω, je bouillonne); pustule. Ampoule.

HOMŒOPLASIE, s. f., *homœoplasis* (ὅμοιον, semblable, πλάσσω, je forme); formation de tissus accidentels analogues à ceux de l'état normal.

HOMŒOPLASTIQUE, adj. (ὅμοιον, semblable, πλάσσω, je forme); tissu *homœoplastique*, c'est-à-dire analogue à ceux de formation normale.

HOMŒOPATHIE, s. f., *homœopathia* (ὅμοιον, semblable, πάθος, affection); action d'un médicament qui guérit en produisant une souffrance semblable à celle contre laquelle on le dirige.

HOMŒOPATHIQUE (méthode) (ὅμοιον, semblable, πάθος, affection); méthode qui consiste à donner les médicamens à doses infiniment petites et dans des cas où ils semblent devoir aggraver les accidens, parce qu'à doses plus élevées ils en déterminent d'analogues.

HORNPOX, s. m. (*variole cornée*); nom anglais de la varicelle pustuleuse ombiliquée.

HUMORIQUE, adj. (*humor*, liquide). *Son humorique*, analogue à celui que produit un liquide contenu dans une cavité dont on percute les parois.

HYACINTHE (confection); préparation dans laquelle entrait l'hyacinthe.

HYALÉON, s. m., *hyaleon* (ὕαλος, verre); humeur vitrée ou gélatineuse de l'œil ou de l'oreille.

HYALOÏDITE, s. f., *hyaloiditis* (ὕαλος, verre); inflammation de la membrane du corps hyaloïde.

HYDRALCOOLATURE, s. f. (ὕδωρ, eau, alcool, alcool); teinture hydroalcoolique.

HYDRANOSE, s. f., *hydranosis* (ὕδωρ, eau, νόσος, maladie); formation d'humeurs séreuses infiltrées ou épanchées.

HYDRARGYRIE, s. m., *hydrargyria* (ὑδράργυρος, mercure); éruption causée par le mercure.

HYDRÉON, s. m., *hydreon* (ὕδωρ, eau); humeur aqueuse de l'œil ou de l'oreille.

HYDROCONION, s. m., *hydroconion* (ὕδωρ, eau, κόνιον, poussière); bain par affusion; bain en pluie.

HYDROL, s. m. (ὕδωρ, eau); eau minérale.

HYDROLAT, s. m.; eau distillée.

HYDROLATIF, s. m.; lotion, injection, lavement, douche, bain, pédiluve, collyre, gargarisme.

HYDROLATURE, s. f.; infusion ou décoction.

HYDROLÉ, s. m.; solution aqueuse.

HYDROMANIE, s. f., *hydromania* (ὕδωρ, eau, μανία, manie); délire des pellagreux qui les porte à se jeter dans l'eau.

HYDROMÉNINGITE, s. f., *hydromeningitis* (ὕδωρ, eau, μήνιγξ, membrane); hydropisie encéphalique. Hydrocéphale. Méningite avec épanchement.

HYDROPÉRITOINE, s. m., *hydroperitoneum* (ὕδωρ, eau, peritoneum, péritoine); hydropisie du péritoine. Ascite.

HYDROPHLOGOSE, s. f., *hydrophlogosis* (ὕδωρ, eau, φλόγωσις, inflammation); phlogose avec produit séreux.

HYDROPLÈVRE, s. f., *hydropleura* (ὕδωρ, eau, πλευρά, plèvre); hydropisie de la plèvre. Hydropisie de poitrine. Hydrothorax.

HYDROPNEUMATIQUE, adj., *hydropneumaticus* (ὕδωρ, eau, πνεῦμα, air); se dit d'une cuve pleine d'eau, garnie d'une tablette située au-dessous du niveau de celle-ci, et destinée à recueillir les gaz.

HYDROPNEUMOTHORAX, s. m., *hydropneumothorax* (ὕδωρ, eau, πνεῦμα, air, θώραξ, poitrine); épanchement de sérosité et de gaz dans la poitrine.

HYDRORCHITE, s. f., *hydrorchitis* (ὕδωρ, eau, ὄρχις, testicule); inflammation de la tunique vaginale avec épanchement séreux.

HYGRENTÉRÉON, s. m., *hygrentereon* (ὑγρός, humide, ἔντερον, intestin); matière de la transpiration cutanée interne.

HYGREXTÉRÉON, s. m., *hygrextereon* (ὑγρός, humide, ἐκτός, dehors); matière de la transpiration cutanée externe.

HYGROCOLLYRE, s. m. *hygrocollyrium* (ὑγρός, humide, κολλύριον, collyre); collyre liquide.

HYPENTÈRE, s. m., *hypenteron* (ὑπό, sous, ἔντερον, intestin); voies génito-urinaires. Partie inférieure du système muqueux.

HYPERCRINIE, s. f., *hypercrinia* (ὑπέρ, au-delà, κρίνω, je trie); augmentation de quantité des sécrétions. Suractivité sécrétoire.

HYPERDIACRISIE, s. f., *hyperdiacrisis*

(ὑπέρ, au-delà, διακρίνω, je sépare); excès de sécrétion. Suractivité sécrétoire.

HYPÉRÉMIE, s. m., *hyperæmia* (ὑπέρ, au-delà, αἷμα, sang); augmentation de quantité ou congestion de sang, quelle qu'en soit la cause, selon Andral; — *sthénique*, ou par irritation; — *asthénique*, ou par diminution de tonicité des vaisseaux capillaires; — *mécanique*, ou par obstacle à la circulation veineuse; — *cadavérique*, celle qui s'effectue après la mort.

HYPERENDOSMOSE, s. f., *hyperendosmosis* (ὑπέρ, au-delà, ἔνδον, dans, ὠσμός, impulsion); excès d'endosmose. | Inflammation.

Hyperendosmose morbide; inflammation.

HYPERGHEUSTIE, s. f., *hypergeustia* (ὑπέρ, au-delà, γεῦσις, goût); excès de sensibilité dans l'organe du goût.

HYPERKÉRATOSE, s. f., *hyperkeratosis* (ὑπέρ, au-delà, κέρας, corne); conicité exubérante. | Propulsion, staphylôme de la cornée.

HYPERPHLOGOSE, s. f., *hyperphlogosis* (ὑπέρ, sur, φλόγωσις, inflammation); quatrième et dernier degré de l'inflammation, selon Lobstein.

HYPERTONIFICATION, s. f. (ὑπέρ, au-delà, *tonus*, ton); action démesurée des toniques. Tonification excessive.

HYPNOPHOBIE, s. f., *hypnophobia* (ὕπνος, sommeil, φόβος, crainte); terreur dans le sommeil.

HYPOMUQUEUX, adj. (ὑπό, sous, *mucus*, mucus). Le tissu hypomuqueux est le tissu cellulaire parenchymateux.

HYPOPHYSE, s. f., *hypophysis* (ὑπό, sous, φυσάω, enfler peu à peu); dépilation des paupières. | Portion de substance cérébrale qui recouvre l'infundibulum ou entonnoir du cerveau.

HYPOSCLÉREUX, adj., *hyposclerosus* (ὑπό, sous, σκλερός, dur); tissu fibreux, ligamenteux, desmeux, tendineux.

HYPOTHÉCIEN, adj. (ὑπό, sous, τίθημι, placer); situé sous l'enveloppe. *Tissu hypothécien*, c'est le fibreux.

HYSTÉROSCOPE, s. m., *hysteroscopus* (ὑστέρα, matrice, σκοπέω, j'examine); instrument à l'aide duquel la vue peut pénétrer jusques au col de l'utérus.

HYSTÉROTÔME, s. m., *hysterotomus* (ὑστέρα, matrice, τέμνω, je coupe); instrument à l'aide duquel on pratique la section du col de l'utérus.

Icténoïde, adj., *icterodes* (ἰκτὶς, belette). Les *sécrétions ictéroïdes* sont, selon Récamier, celles qui entraînent la nécessité de la résorption immédiate du produit de la sécrétion de certains organes sécréteurs.

Iléite, s. f., *ileitis* (εἰλέω ; j'entortille) ; inflammation de l'*iléon*.

Iléo-capsulo-trochantin, adj.; se dit d'un petit muscle, non constant, qui s'étend de l'épine antéro-inférieure de l'os des îles à la capsule de la tête du fémur et au petit trochanter.

Iléo-diclidite, s. f., *ileodicliditis* (εἰλεὸν, intestin, δικλεἴδες, portes à deux battans dont la partie supérieure s'ouvre, tandis que celle d'en bas reste fermée) ; inflammation de l'iléon et de la valvule iléo-cœcale.

Incurvatibilité, s. f.; force élastique signalée par Dutrochet, existant dans les végétaux, qui diminue ou même cesse d'exister par l'absence d'une quantité suffisante d'eau, et qui, suivant certaines circonstances, les courbe ou les redresse.

Incurvation, s. f., *incurvatio;* courbure.

Incurvation; courbure du tissu végétal par suite d'une force élastique dépendant de la présence d'une quantité suffisante d'eau. Elle est *oscillatoire* ou *fixe.*

Incurvation sinueuse fixe; élasticité de la fibre. | Contractilité de tissu.

Incurvation sinueuse oscillatoire des muscles; contractilité animale, contractilité organique. | Irritabilité.

Incurvation sinueuse oscillatoire des organes non musculaires; contractilité organique insensible.

Indisposition, s. f., *invaliludo;* maladie légère. Malaise. Trouble peu intense des fonctions.

Inflation, s. f., *inflatio (flatus,* souffle) ; enflure.

Innervation, s. f., *innervatio (in,* dans, *nervus,* nerf) ; influence nerveuse.

Insecte, s. m., *insectum (inseco,* je coupe) ; animal sans vertèbres, sans branchies, sans organes circulatoires, à corps articulé muni de membres articulés.

Insession, s. f., *insessio (insedere,* s'asseoir) ; bain de siége. | Bain de vapeur assis.

Intempérie nerveuse. Lobstein nomme ainsi une disposition particulière, permanente ou transitoire, soit du système entier, soit d'un ou de plusieurs organes, caractérisée par l'exaltation ou la diminution des forces vitales, et qui dépend exclusivement de la force nerveuse.

Intertrigo, s. f.; rougeur, excoriation causée par le contact, le frottement de deux parties de la peau l'une contre l'autre, ou par l'âcreté de l'urine et des matières fécales.

Intorsion, s. f., *intorsio;* flexion. | Courbure en dedans d'une partie qui dévie de sa direction naturelle.

Intro-pelvimètre, s. m. *(intro,* dedans, *pelvis,* bassin, μέτρον, mesure) ; mesure pour l'intérieur du bassin, proposée par madame Boivin.

Iodide, s. m.; combinaison de l'iode avec des corps moins électro-négatifs que lui, selon Berzélius.

Iodide hydrique; synonyme *d'acide hydriodique.*

Iodure, s. m.; combinaison de l'iode avec les métaux électro-positifs, dans laquelle les rapports sont les mêmes que dans les bases, selon Berzélius.

Ionthos, s. m. (ἰονθος); couperose.

Iridite, s. f., *iriditis* (ἶρις, iris) ; inflammation de la membrane iris.

Irrésistibilité, s. f.; forme de la folie qui consiste, selon Spurzheim, dans une impulsion telle à certains actes que la volonté et la raison, intactes sous tout autre rapport, sont impuissantes à les empêcher.

Ischio-anal, adj., *ischio-analis* (ἰσχίον, ischion, *anus,* anus) ; se dit du muscle releveur de l'anus.

Ischnotie, s. f., *ischnotes* (ἰσχνός, maigre) ; gracilité du corps.

JACTATION, s. f., *jactatio;* agitation du corps durant le sommeil.

JAMBE DES BARBADES; nom de l'éléphantiasis des Arabes, aux Antilles.

JÉCORAL, adj. (*jecur,* foie). *Son jécoral,* celui que l'on entend quand on percute la région hépatique.

JUZAM, s. m.; éléphantiasis des Arabes.

KALI; nom arabe de la soude.

KATAANGIEL, adj. (κατά, diminutif, ἀγγεῖον, vaisseau); veineux.

KÉLOÏDE; synonyme de *Chéloïde.*

KINÉSIMÉTRIQUE, adj. (κίνησις, mouvement, μέτρον, mesure); sens *kinésimétrique,* sens de réaction motile manifeste, selon Récamier.

KIRRONOSE, s. f., *kirronosis* (κιρρός, jaune doré, νόσος, maladie); coloration ictérique de la moelle épinière et d'autres parties chez le fœtus.

KYSTEUX, adj. (κύστις, sac). *Tissu kysteux,* c'est le séreux.

KYSTO-DERMEUX, adj. (κύστις, sac, δέρμα. peau); système excréteur.

KWASS, s. m.; boisson fermentée, préparée avec la farine de seigle, le seigle germé et l'eau.

LABRISULCIUM D'IRLANDE; gonflement et gerçure de la lèvre supérieure et quelquefois aussi de l'inférieure.

LACCIQUE (acide); acide extrait de la laque.

LARVE, s. f., *larva;* insecte qui n'a pas encore subi de métamorphose.

LARVÉ, adj., *larvatus* (*larva,* masque); se dit des fièvres pernicieuses dans lesquelles les symptômes locaux dominent et les symptômes sympathiques circulatoires sont nuls ou peu marqués.

LARYNGALGIE, s. f., *laryngalgia* (λάρυγξ, larynx, ἄλγος, douleur); douleur rapportée au larynx.

LARYNGOPHONIE, s. f., *laryngophonia* (λάρυγξ, larynx, φωνή, voix); résonnance de la voix dans le larynx.

LARYNGORRHAGIE, s. f., *laryngorrhagia* (λάρυγξ, larynx, ῥήγνυμι, je sors avec force); hémorrhagie du larynx. | Hémoptysie laryngée.

LAZARET, s. m.; maison, enclos où l'on renferme les personnes et les choses venant de pays où règne une maladie contagieuse.

LÉMOSITÉ, s. f., *lemositas;* larmoiement provenant de l'angle des paupières.

LENTIGO, s. m., *lentigo;* taches de rousseur. | Marbrures causées par la chaleur des chaufferettes.

LENTITE, s. f., *lentitis* (*lens,* lentille); inflammation de la capsule du cristallin.

LIKIQUE, adj.; développé par l'influence des âges, selon Récamier.

LIPAROÏDE, s. m. (λίπος, graisse); graisse, pommade et onguent non résineux, avec excipient composé.

LIPAROL, s. m. (λίπος, graisse); graisse.

LIPAROLÉ, s. m. (λίπος, graisse); pommade non résineuse; graisse médicamenteuse.

LITHEXÉRÈSE. s. f., *lithexeresis* (λίθος, pierre, ἐξερέω, j'extrais); extraction de la pierre.

LITHODRACIQUE, s. m., *lithodracicus* (λίθος, pierre, δράσσω, saisir); instrument proposé par Meirieu pour saisir la pierre dans la vessie.

LITHOGÈNE, s. f. (λίθος, pierre, γεννάω, j'engendre); action organique ou chimique d'où résulte la formation des calculs.

LITHOÏDE, s. m., *lithoides* (λίθος, pierre, εἶδος, ressemblance); concrétion offrant l'apparence d'une pierre.

LITHOLABE, s. m., *litholabus* (λίθος, pierre, λαβή, prise); cylindre en acier divisé à son extrémité libre, en deux, trois ou quatre branches élastiques, destinées à saisir la pierre dans la vessie, et à la fixer pendant le broiement ; il est placé dans une canule et renferme le stylet lithotriteur.

LITHOPRIONE, s. m. (λίθος, pierre, πρίω, je scie) ; sonde droite destinée au broiement de la pierre, divisée à l'intérieur en cinq compartimens ; quatre disposés au pourtour servent de passage à autant de ressorts de montre qui vont se réunir sur le bec de la sonde, disposé comme le bouton de l'instrument de Bellocq. Ces ressorts se déploient dans la vessie ou rentrent à volonté ; la cavité centrale reçoit une tige d'acier, armée d'une petite couronne de trépan qui agit à la manière d'un emporte-pièce sur le calcul, lorsqu'on est parvenu à l'engager entre les ressorts.

LITHORINEUR, s. m. (λίθος, pierre, ρίνη, lime) ; instrument à l'aide duquel on se propose de limer la pierre dans la vessie.

LITHOTRITEUR, s. m. (λίθος, pierre, τρίβω, je broie) ; tige d'acier plus longue que le litholabe, dans lequel elle est contenue ; à une de ses extrémités elle est surmontée d'une tête armée de dents destinées à entamer la pierre dans l'opération de la lithotritie. L'extrémité porte une échelle graduée à l'aide de laquelle on détermine l'épaisseur de la portion saisie de la pierre.

LITHOTRITIE, s. f., *lithotritia* (λίθος, pierre, τρίβω, je broie) ; broiement de la pierre dans la vessie.

LIVIDITÉ, s. f., *livor* ; teinte bleuâtre de la peau.

LOCHIANOSOLOGIE, s. f.; *lochianosologia* (λοχός, femme en couche, νόσος, maladie, λόγος, discours) ; doctrine, traité des maladies puerpérales.

LOCOMOTIVITÉ, s. f., *motilitas* (locus, lieu, motus, mouvement) ; susceptibilité d'être porté d'un lieu dans un autre. | Faculté de se mouvoir.

LOGOSIQUE, adj. (λόγος, parole) ; verbal.

LUBRIFICATION, s. f., *lubrificatio* ; fonction du mucus et de la synovie qui rendent humides, ou lisses et glissantes, les surfaces membraneuses sur lesquelles ces liquides sont versés.

LUPULINE, s. f., *lupulina* ; substance spéciale trouvée dans le houblon, *humulus lupulus*, L. et qui paraît receler les propriétés attribuées à ce végétal.

LYMPHADÉNITE, s. f., *lymphadenitis* (lympha, lymphe, ἀδήν, glande); inflammation des glandes lymphatiques. | Scrofules.

LYMPHANGITE, OU LYMPHANGIOTITE, *lymphangiotitis* (lympha, lymphe, ἀγγεῖον, vaisseau) ; inflammation des vaisseaux lymphatiques.

LYMPHITE, s. f., *lymphitis* (lympha, lymphe) ; inflammation des vaisseaux lymphatiques, selon Breschet.

LYNGODE, adj., *singultuosus* (λύγξ, hoquet) ; se dit de la fièvre intermittente dont les accès sont caractérisés principalement par le hoquet.

M.

MACROGLOSSE, adj. et s. (μακρός, gros, γλῶσσα, langue) ; se dit de tout sujet dont la langue est volumineuse.

MALADIE LATÉRALE, *malum laterale* ; synonyme de *pleurésie*.

Maladie céréale, morbus cerealis ; synonyme de *raphanie*.

Maladie strangulatoire, morbus strangulatorius ; synonyme d'*angine*.

Maladie tachetée de Werlhoff, morbus maculosus Werlhoffii ; larges ecchymoses à la peau avec hémorrhagie des membranes muqueuses.

MALAXIE, s. f., *malaxia* (μαλακός, mou) ; perte de consistance, amollissement de la substance organique.

MAL CÉLIAQUE, *malum cœliacum*, synonyme de *flux céliaque*.

Mal coxal, malum coxendicum ; douleur, phlegmasie chronique iléo-fémorale.

Mal de côté, morbus lateralis ; synonyme de *pleurésie*.

Mal des savans, morbus litteratorum ; synonyme d'*hypochondrie*.

Mal d'Hercule, morbus herculeus ; synonyme d'*épilepsie*.

Mal ischiatique, morbus ischiaticus ; synonyme de *sciatique*.

Mal muqueux, morbus mucosus ; épidémie décrite par Rœderer et Wagler, et qui affectait spécialement les membranes muqueuses.

MAMMITE, s. f., *mammitis* (mamma

mamelle); inflammation des mamelles.

MANALGIE, s. f., *manalgia*; engourdissement général du corps et de l'esprit, selon Rush.

MANCHE D'HIPPOCRATE, filtre d'étoffe de forme conique.

MANICULE, s. f., *manicula* (μανια, folie); manie peu prononcée, selon Rush.

MANIE SANS DÉLIRE, impulsion irrésistible à des actes répréhensibles que la raison et le cœur du sujet lui-même désavouent.

MARÉMATIQUE, adj.; miasmatique.

MASTORRHAGIE, s. f., *mastorrhagia* (μαστός, mamelle, ρήγνυμι, je sors avec force); hémorrhagie des mamelles.

MÉDICINIER, s. m., *jatropha*, L.; genre de la monœcie monadelphie de Linnée, de la famille des euphorbes de Jussieu, comprenant le *pignon d'Inde* et la *cassave*.

MÉIBOMINE, s. f.; produit secrété par les glandes de Méibomius.

MÉLADERMIE, s. f. (μέλας, noir, δέρμα, peau); coloration de la peau en noir. Ictère noir.

MÉLANCOLIE ANGLAISE; tendance au suicide.

MÉLANHÈME, s. m. (μέλας, noir, αἷμα, sang); matière noire rendue par le vomissement et les selles, dans la fièvre jaune.

MÉLAS, s. m. (μέλας, noir); tache noire; vitiligo noire; mélanose de la peau.

MÉLITAGRE, s. f., *melitagra* (μέλι, miel, ἄγρα, capture); dartre crustacée.

MELLÉOL, s. m. (*mellis*, miel); miel.

MELLÉOLÉ, s. m. (*mellis*, miel); miel avec poudre médicamenteuse.

MELON, s. m., *melon* (μῆλον, pomme); hernie de l'iris.

MÉNINGO-CÉPHALITE DES ENFANS (μήνιγξ, membrane, κεφαλή, tête); synonyme d'*hydrocéphalite*.

MÉNINGO-GASTRALGIE (μήνιγξ, membrane, γαστήρ, estomac, ἄλγος, douleur); douleur nerveuse, névralgie de l'estomac.

MÉNINGOGÈNE, adj. (μήνιγξ, membrane, γεννάω, j'engendre); donnant lieu au développement de fausses membranes.

MENTISME, s. m. (*mens*, esprit); excès morbide de l'activité intellectuelle et affective.

MÉRYCOLE, adj. (μηρυκάζω, je remâche); sujet à la rumination.

MÉSENTÉRÉSIE, s. f. (μέσος, moyen,

ἔντερον, intestin); maladie du mésentère.

MÉSEXTÈRE, s. m. (μέσος, moyen, ἐκτός, dehors); appareil locomoteur.

MÉSOCÉPHALITE, s. f., *mesocephalitis* (μέσος, milieu, κεφαλή, tête); inflammation du pont de varole ou mésocéphale.

MÉTABOLÉLOGIE, s. f., *metabolelogia* (μεταβολή, changement, λόγος, discours); doctrine des changemens qui surviennent dans la marche des maladies.

MÉTACHORÈSE, s. f., *metachoresis* (μεταχωρέω, je passe d'un lieu dans un autre); transport d'une maladie d'un lieu dans un autre.

MÉTAMORPHOPSIE, s. f., *metamorphopsia* (μετά, après, μορφή, forme, ὤψ, vue); vue d'objets autrement conformés qu'ils ne le sont réellement.

MÉTAPHLOGOSE, s. f., *metaphlogosis* (μετά, au-delà, φλόγωσις, inflammation); troisieme degré de l'inflammation, selon Lobstein.

MÉTENDÈRE, s. m. (μετά, après, ἔνδον, dedans); appareil nerveux.

MÉTOSE, s. f., *metosis*; rétrécissement de la pupille encore perméable toutefois aux rayons lumineux.

MÉTRORRHÉE, s. f., *metrorrhœa* (μήτρα, matrice, ρέω, je coule); écoulement muqueux utérin.

MÉTROSTÈRE, s. m. (μήτρα, matrice, στερεόν, solidité); instrument propre à fixer la matrice.

MILPHOSE, s. f., *milphosis* (μίλφος, minium); rougeur du bord des paupières dépourvu de cils.

MIRE, s. m. (μύρον, onguent); nom donné aux chirurgiens à l'époque du moyen âge.

MOLLUSCUM, s. m., *molluscum*; tubercules encore peu connus de la peau.

MONOHISTE, s. m. (μόνος, seul, ἱστός, toile); partie similaire, formée d'un seul tissu, ou tissu simple.

MONOHISTIAL, adj.; relatif à un *monohiste*.

MONOHISTEXÈME, s. m., (μόνος, seul, ἱστός, toile, ἐξ, de, αἷμα, sang); produit émané du sang et versé dans l'intérieur des tissus simples.

MONOPHTHALME, s. m., *monoculus* (μόνος, seul, ὀφθαλμός, œil); bandage oblique couvrant un seul œil.

MORPHIMÉTRIQUE, adj. (μορφή, forme, μέτρον, mesure); qui donne la mesure de la forme. Le toucher est le sens *morphimétrique*, selon Récamier.

MOXIBUSTION, s. f., *moxibustio* (moxa,

ustio, combustion); cautérisation par le moxa.

Mucentéréon, s. m., *mucentereon* (μύξα, mucus, ἔντερον, intestin); épithélium. | Epiderme interne.

Mucextéréon, s. m., *mucextereon* (μύξα, mucus, ἐξ, de, στερεόν, solide); épiderme externe ou cutané.

Mucogène, s. m. (μύξα, mucus, γεννάω, j'engendre); gélatine, matière nutritive du tissu muqueux.

Mucol, s. m. (*mucus*, mucus); mucilage.

Muconerveux, s. m.; substance nerveuse fondue ou disséminée dans le tissu muqueux.

Mucosine, s. f., *mucosina* (*mucus*, mucus); mucus.

Multilocal, adj., local sur plusieurs points de l'organisme. *Diathèse cancéreuse multilocale :* Récamier.

Muxéon, s. m., *myxeon* (μύξα, mucus); humeur des cryptes muqueux.

Muyodéopsie, s. f., *muyodeopsia* (μυῖα, mouche, εἶδος, ressemblance, ὠψ, vue); lésion de la vue qui fait que l'on croit voir des mouches volantes.

Myélo-méningite, s. f., *myelo-meningitis* (μυελός, moelle, μῆνιγξ, membrane); inflammation des membranes de la moelle épinière.

Myonite, s. f., *myonitis* (μυῶν, muscle); inflammation des muscles. | Rhumatisme musculaire.

Myrolé, s. m. (μύρον, parfum liquide); huile volatile médicamenteuse.

Myxa, s. m., *mucus* (μύξα, mucus); mucosité nasale.

Myxagène, adj. (μύξα, mucus, γεννάω, j'engendre); qui développe du mucus.

N.

Naturalisme, s. m. (*natura*, nature); qualité de ce qui est naturel, dans l'ordre de la nature.

Naturisme, s. m. (*natura*, nature); doctrine dans laquelle la nature est considérée comme auteur d'elle-même.

Nécropsie, s. f., *necropsia* (νεκρός, mort, ὠψ, vue); ouverture, examen d'un cadavre.

Nécrotomie, s. f., *necrotomia* (νεκρός, mort, τέμνω, je coupe); dissection, examen d'un cadavre.

Némertaire, adj., *tissu némertaire*; c'est celui des nerfs soit de la vie animale, soit de la vie organique.

Néphrétie, s. f., *nephritis* (νεφρός, rein); inflammation du rein.

Néphrolithiase, s. f., *nephrolithiasis* (νεφρός, rein, λίθος, pierre); pierre dans le rein.

Nerf-férure, s. f.; contusion, avec ou sans plaie, du tendon fléchisseur des pieds de devant, chez le cheval.

Nervimoteur, adj. (*nervus*, nerf, *motus*, mouvement); agent susceptible de modifier un nerf de manière à ce que sa modification soit transmise au cerveau.

Nervimotilité, s. f., propriété en vertu de laquelle les nerfs sont modifiés par les impressions, et transmettent leurs modifications au cerveau.

Nervimotion, s. f.; action nerveuse,

transmission de l'impression exercée sur les extrémités nerveuses.

Neurendère, s. m. (νεῦρον, nerf, ἔνδον, dedans); appareil nerveux.

Neurogène, s. m. (νεῦρον, nerf, γεννάω, j'engendre); matière nutritive du tissu nerveux. Cérébrine.

Neurôme, s. m., *neuroma* (νεῦρον, nerf); tumeur située dans l'épaisseur des nerfs. | Squirrhe enkysté.

Névrilite, s. f., *nevrilitis* (νεῦρον, nerf); inflammation du névrilème.

Névrimotilité, s. f., *nevromotilitas* (νεῦρον, nerf, *motus*, mouvement); propriété inhérente aux nerfs chez les animaux et à un appareil analogue chez les végétaux, de provoquer le mouvement.

Névromyélite, s. f., *nevromyelitis* (νεῦρον, nerf, μυελός, moelle); inflammation de la moelle épinière.

Névrosique, adj. (νεῦρον, nerf); *fièvre névrosique*, c'est-à-dire, nerveuse, selon Récamier.

Nitrure carbonique; synonyme de *cyanogène*.

Nitrure tétrahydrique; synonyme d'*ammonium*.

Nitrure trihydrique; synonyme d'*ammoniaque*.

Noctergie, s. f., *noctergia* (*nox*, nuit, ἔργον, action); somnambulisme.

Nosogénie, s. f., *nosogenia* (νόσος,

maladie, γεννάω, j'engendre); origine des maladies.

NOTOMYÉLITE, s. f., *notomyelitis* (νᾶτος, dos, μυελός, moelle); inflammation de la moelle dorsale.

NUBILITÉ, s. f., *nubilitas*; puberté chez la femme.

NUMMULAIRE, adj. (*nummus*, écu);

se dit d'un cautère dont l'extrémité a la forme d'un écu.

NUTRIVITÉ, s. f., propriété de se nourrir.

NYCTHÉMERON, s. m., *nycthemeron* (νὺξ, nuit, ἡμέρα, jour); l'espace de 24 heures, comprenant le jour et la nuit.

NYMPHITE, s. f., *nymphitis* (νύμφη, nymphe); inflammation des nymphes.

O.

ODONTÉINE, s. f. (ὀδούς, dent); substance dentaire.

ODONTENTÉRÉON, s. m., *odontentereon* (ὀδός, dent, ἔντερον, intestin); dents de la peau interne.

ODONTOGÉNIE, s. f., *odontogenia* (ὀδούς, dent, γεννάω, j'engendre); pousse des dents.

ODOROSCOPIE, s. f., *odoroscopia* (odor, odeur, σκοπέω, j'examine); examen des émanations odorantes.

ŒNOL, s. m., *vinum* (οἶνος, vin); vin.

ŒNOLATIF, s. m. (οἶνος, vin); lotion, injection, gargarisme vineux.

ŒNOLATURE, s. f. (οἶνος, vin); vin médicinal préparé par macération.

ŒNOLÉ, s. m. (οἶνος, vin); vin médicinal préparé par solution.

ŒNOMELLÉ, s. m. (οἶνος, vin, *mellis*, miel); mellite vineux.

OLÉUL, s. m. (*oleum*, huile); huile volatile.

OLÉULÉ, s. m., huile volatile médicamenteuse.

ONGLADE, s. f., inflammation chronique de la matrice des ongles.

ONTOLOGIE, s. f., *ontologia* (ὤν, qui est, λόγος, doctrine); science de l'être, de l'existence, de ce qui est. | Doctrine dans laquelle on accorde aux maladies une existence indépendante des organes; où l'on considère comme maladies des groupes artificiels de symptômes, et même des symptômes isolés, abstraction faite de l'état organique dont ils sont l'expression.

ONYCHEXTÉRÉON, s. m., *onychextereon* (ὄνυξ, ongle, ἐκτός, dehors); ongles de la peau externe.

ONYGOS, s. m., *onygos* (ὄνυξ, ongle); maladie de l'ongle.

ONYX, s. m., *onyx* (ὄνυξ, ongle); épaississement variqueux de la conjonctive offrant la forme d'un ongle.

ONYXIE, s. f., *onyxis* (ὄνυξ, ongle); inflammation de la matrice des ongles.

OON, s. m., *oon* (ὠόν, œuf); germe.

OONENTÈRE, s. m., *oonenteron* (ὠόν, œuf, ἔντερον, intestin); voies du germe fécondé.

OPISTHOCYPHOSE, s. f., *opistocyphosis* (ὄπισθεν, derrière, κυφός, bossu); courbure de la colonne vertébrale en arrière.

OPOL, s. m. (ὀπός, suc); suc.

OPOSTAL, s. m. (ὀπός, suc); extrait.

ORCHESTROMANIE, s. f., *orchestromania* (ὀρχέομαι, danser, μανία, folie); danse involontaire morbide, chorée. | Tarantisme.

ORGANOLEPTIQUE, adj. (ὄργανον, organe, λαμβάνω, saisir); indiqué par les organes.

ORGANOSCOPIE, s. f., *organoscopia* (ὄργανον, organe, σκοπέω, je considère); examen des organes, divination par l'inspection des organes.

ORRON, s. m., *orron* (ὀῤῥός, petit-lait); sérosité.

ORTHOMORPHIE, s. f., *orthomorphia* (ὀρθός, droit, μορφή, forme); procédés à l'aide desquels on restitue au corps humain la régularité des formes.

ORTHOSOMATIQUE, s. f., *orthosomatica* (ὀρθός, droit, σῶμα, corps); art de redresser le corps par des machines ou des exercices.

OSCÉDO, s. m., *oscedo*; scorbut.

OSCHÉO-CHALASIE, s. f., *oscheochalasis* (ἰσχία, scrotum, χάλασις, relâchement); hypertrophie du tissu cellulaire scrotal.

OSCILLATION NERVEUSE; succession de deux mouvemens alternatifs de suraction et de subaction organiques, selon Dugès.

OSMIMÉTRIQUE, adj. (ὀσμή, odeur, μέτρον, mesure); qui donne la mesure des odeurs. L'odorat est le sens *osmimétrique*, selon Récamier.

Osphyalgie, s. f., *osphyalgia* (ὀσφὺς, lombes, ἄλγος, douleur) ; douleur lombaire.

Ostéal, adj. (ὀστέον, os) ; *son ostéal*, celui qui se fait entendre quand on percute un os.

Ostéide, s. f. (ὀστέον, os, εἶδος, forme); concrétion offrant l'apparence d'un os.

Ostéocolle, s. f., *osteocolla* (ὀστέον, os, κόλλα, colle) ; chaux carbonatée, concrétionnée, qui incruste les végétaux et autres corps plongés dans certains os.

Ostéotide, s. f (ὀστέον, os) ; matière osseuse.

Ostéozoaire, s. m. (ὀστέον, os, ζῶον, animal) ; animal vertébré.

Ostréine, s. f. (ὄστρεον, huître) ; substance appartenant à l'huître.

Otoiatrie, s. f., *otoiatria* (οὖς, oreille, ἰατρεία, guérison) ; médecine de l'oreille ou de l'ouïe.

Oulite, s. f., *ulitis* (οὖλον, gencive) ; inflammation des gencives.

Oulonite, s. f., *ulitis* (οὖλον, gencive); inflammation des gencives.

Ouradénite, s. f., *ouradenitis* (οὖρον, urine, ἀδήν, glande) ; inflammation des reins.

Ourocystite, s. f., *ourocystitis* (οὖρον, urine, κύστις, vessie) ; inflammation de la vessie urinaire.

Ovalaire (*méthode*); méthode qui consiste à amputer de manière que, la plaie étant ovalaire, on puisse, en rapprochant ses bords, obtenir une cicatrice linéaire.

Ovarine; liquide propre à l'ovaire.

Oxéol, s. m., *acetum* (ὀξὺς, aigre) ; vinaigre.

Oxéolat, s. m. (ὀξὺς, aigre) ; vinaigre médicamenteux.

Oximellite, s. f. (ὀξὺς, aigre, *mellis*, miel) ; médicament dans la préparation duquel entre l'oxymel.

Oxisel, s. m. ; sel dont la base est combinée avec un acide.

Oxyacousie, s. f., *oxyacusis* (ὀξὺς, aigre, ἀκούω, j'entends) ; ouïe fine à l'excès, sensibilité douloureuse de l'organe de l'ouïe.

Oxyde aluminique; synonyme *d'alumine*.

Oxyde antimonique; synonyme de *protoxyde d'antimoine*.

Oxyde argentique; synonyme d'*oxyde d'argent*.

Oxyde aureux, synonyme de *protoxyde d'or*.

Oxyde aurique; synonyme de *deutoxyde* ou *protoxyde d'or*.

Oxyde barytique; synonyme de *baryte*.

Oxyde biosmique; synonyme d'*oxyde d'osmium*.

Oxyde bismuthique; synonyme d'*oxyde de bismuth*

Oxyde cadmique; synonyme d'*oxyde de cadmium*.

Oxyde calcique; synonyme de *chaux*.

Oxyde carbonique; synonyme d'*oxyde de carbone*.

Oxyde céreux; synonyme de *protoxyde de cérium*.

Oxyde cérique; synonyme de *deutoxyde de cérium*.

Oxyde chloreux; synonyme de *protoxyde de chlore*.

Oxyde chromique; synonyme de *protoxyde de chrôme*.

Oxyde cobaltique; synonyme de *protoxyde de cobalt*.

Oxyde cuivreux; synonyme de *protoxyde de cuivre*.

Oxyde cuivrique; synonyme de *deutoxyde de cuivre*.

Oxyde ferreux; synonyme de *protoxyde de fer*.

Oxyde ferrique; synonyme de *peroxyde de fer*.

Oxyde glucinique; synonyme de *glucine*.

Oxyde hydrique; synonyme d'*eau*, de *protoxyde d'hydrogène*.

Oxyde lithique; synonyme de *lithine*.

Oxyde magnésique; synonyme de *magnésie*.

Oxyde manganeux; synonyme de *protoxyde de manganèse*.

Oxyde manganique; synonyme de *deutoxyde de manganèse*.

Oxyde mercureux; synonyme de *protoxyde de mercure*.

Oxyde mercurique; synonyme de *deutoxyde de mercure*.

Oxyde molybdique; synonyme de *protoxyde de molybdène*.

Oxyde niccolique; synonyme d'*oxyde de nickel*.

Oxyde nitreux; synonyme de *protoxyde d'azote*.

Oxyde nitrique; synonyme de *deutoxyde d'azote*.

Oxyde palladeux; synonyme d'*oxyde de palladium*.

Oxyde palladique; synonyme d'*oxyde de palladium*.

Oxyde platineux; synonyme de *protoxyde de platine*.

Oxyde platinique; synonyme de *deutoxyde* ou *peroxyde de platine*.

Oxyde plombique; synonyme de *protoxyde de plomb.*

Oxyde potassique; synonyme de *potasse.*

Oxyde sodique; synonyme de *soude.*

Oxyde stanneux; synonyme de *protoxyde d'étain.*

Oxyde stannique; synonyme de *deutoxyde d'étain.*

Oxyde strontianique; synonyme de *strontiane.*

Oxyde suschromique; synonyme de *deutoxyde de chrôme.*

Oxyde tantalique; synonyme d'*oxyde de tantale ou de colombium.*

Oxyde tellurique; synonyme d'*oxyde de tellure.*

Oxyde titanique; synonyme de *protoxyde de titane.*

Oxyde uraneux; synonyme de *protoxyde d'urane.*

Oxyde uranique; synonyme de *deutoxyde d'urane.*

Oxyde yttrique; synonyme d'*yttria.*

Oxyde zincique; synonyme d'*oxyde de zinc.*

Oxyde zirconique; synonyme de *zircone.*

OXYÉCÉE, s. f., *oxyecoia* (ὀξὺς, aigre, ἀκούω, j'entends); intolérance du son. | Sensibilité excessive et douloureuse du sens de l'ouïe.

OXYOPIE, s. f., *oxyopia* (ὀξὺς, aigre, ὤψ, vue); impossibilité de reconnaître les plus petits objets, même faiblement éclairés.

OXYPHLOGOSE, s. f., *oxyphlogosis* (ὀξὺς, aigre, φλόγωσις, inflammation); inflammation sur-aiguë.

P.

PAIDONOSOLOGIE, s. f., *pædonosologia* (παῖς, enfant, νόσος, maladie, λόγος, discours); traité, doctrine des maladies des enfans.

PALATITE, s. f., *palatitis* (*palatium*, palais); inflammation du voile du palais.

PALATO-PHARYNGITE, s. f., *palato-pharyngitis*; inflammation du palais et du pharynx.

PALLADURE; alliage de palladium et d'un autre métal.

PALPÉBRINE, s. f.; produit sécrété par les glandes de Méibomius.

PANCRÉATINE, s. f.; liquide pancréatique.

PANCRÉON, s. m., *pancreon* (πάγκρεας, pancréas); suc pancréatique.

PANICOPHOBIE, s. f., *panicophobia* (πάν, Pan, φόβος, crainte); terreur sans motif, terreur nocturne.

PANNUS, s. m., *pannus*; état de la conjonctive dans lequel cette membrane variqueuse est d'un blanc grisâtre, rougeâtre et obscur.

PARAANGIEL, adj. (παρά, point de départ, ἀγγεῖον, vaisseau); artériel.

PARENCHYMAL, adj. (παρεγχύω, j'épanche); qui forme les parenchymes.

PAROTIDITE, s. f., *parotitis* (παρὰ, auprès, οὖς, oreille); inflammation de la glande parotide.

PARTHENOSOLOGIE, s. f., *parthenosologia* (παρθένος, vierge, νόσος, maladie, λόγος, discours); doctrine, traité des maladies des filles.

PARTURITION, s. f., *parturitio*; fonction des organes génitaux de la femme dans l'expulsion du fœtus.

PATHOPATRIDALGIE, s. f., *pathopatridalgia* (πάθος, affection, πατρίς, patrie, ἄλγος, douleur); mal du pays.

PÉDENTÈRE, s. m., *pædenteron* (παῖς, enfant, ἔντερον, intestin); voies fétales.

PELCOSE, s. f., *pelcosis* (πελίος, livide); lividité. | Maladie tachetée de Werlhoff.

PEMPHIX, s. m., *pemphigus* (πέμφιξ, goutte); pemphigus.

PEPSIQUE, adj. (πέψις, coction); digestif. | Le sens *pepsique* est celui qui préside à la digestion, selon Récamier.

PERICAL, s. m.; éléphantiasis des Arabes, quand il occupe la jambe.

PÉRIDIDYMITE, s. f., *perididymitis* (περὶ, autour, δίδυμος, testicule); inflammation de la membrane vaginale. | Inflammation extérieure des testicules.

PÉRIÈRE, s. m. (περὶ, autour); ensemble de la peau et des membranes muqueuses.

PÉRIÉREXHÈME, s. f., *perierexhæma* (περὶ, autour, ἐκ, de, αἷμα, sang); produit émané du sang, versé aux surfaces interne ou externe du corps.

PÉRIÉRIEL, adj. (περὶ, autour); produit émané du sang versé à la surface cutanée ou muqueuse du corps.

PÉRIÉRIQUE, adj. (περί, autour); situé à la surface.

PÉRIGLOTTE, s. f., *periglottis* (περί, autour. γλωττίς, glotte); glande épiglottique.

PÉRIODONTITE s. f., *periodontitis* (περί, autour, ἰδοὺς, dent); inflammation de la membrane alvéolaire.

PERTÉRÉBRANT, adj., *perterebrans*; se dit des douleurs que le malade compare à celle que causerait l'action d'un vilebrequin.

PHALLITE, s. f., *phallitis* (φαλλὸς, verge); inflammation de la verge.

PHALLODYNIE, s. f., *phallodynia* (φαλλὸς, verge, ὀδύνη, douleur); douleur de la verge.

PHANÉRITE, s. f., *phaneritis* (φανερὸς, évident); inflammation des phanères.

PHLÉBOLITHE, s. m., *phlebolithes* (φλέψ, veine, λίθος, pierre); calcul des veines.

PHONACIE, s. f. *phonacia* (φωνὴ, voix, ἀσκεῖν; exercer); exercice de la voix dans la gymnastique.

PHONATION, s. f., *vox* (φωνὴ, voix); ensemble des fonctions d'où résulte la voix et la parole.

PHOSPHOLEULE, s. f.; huile volatile phosphorée.

PHOSPHORINE, s. f. (εῶς, lumière, φέρω, je porte); substance particulière inhérente aux animaux.

PHOSPHURE, s. m.; combinaison binaire du phosphore avec les métaux électronégatifs, selon Berzélius.

PHRÉNOLOGIE, s. f., *phrenologia* (φρὴν, esprit, λόγος, discours); doctrine des facultés intellectuelles, affectives et industrielles.

PHYSCOCÈLE, s. f., *physcocele* (φύσκα, vessie, κήλη, tumeur); tumeur gazeuse.

PHYSOCÈLE, s. f., *physocele* (φῦσα, vessie, κήλη, tumeur); tumeur gazeuse.

PHYTOBIE, s. f., *phytobia* (φυτὸν, plante, βίος, vie); vie végétale. | Science de la vie végétale.

PHYTOBIOLOGIE, s. f., *phytobiologia* (φυτὸν, plante, βίος, vie, λόγος, discours); science de la vie végétale.

PINTA; taches bleues à la peau avec fièvre, observées au Mexique.

PIPÉRIN, s. m. (*piper*, poivre); substance particulière trouvée dans le poivre.

PIQUEROLE, s. f.; nom populaire de la variole dans certaines provinces.

PLAQUE DE LOTTENI; appareil pour comprimer l'artère intercostale ouverte.

PLASTODYNAMIE (πλάσσω, je forme,

δύναμις, force); force formatrice organique.

PLECTONEURITE, s. f. (*plectoneuritis* (πλέκω, j'entremêle, νεῦρον, nerf); inflammation des plexus nerveux.

PLESSIMÈTRE, s. m., *plessimetron* (πλήσσω, je frappe, μέτρον, mesure); plaque d'ivoire proposée par Piorry pour faciliter la percussion du thorax et de l'abdomen.

PNEUMATHROSE, s. f., *pneumatrosis* (πνεῦμα, air, θρόμβος, épanchement); accumulation de fluide gazeux dans une cavité du corps.

PNEUMOLARYNGALGIE, s. f., *pneumolaryngalgia* (πεύμων, poumon, λάρυγξ, larynx, ἄλγος, douleur); douleur pneumolaryngée. | Asthme aigu.

PODOLOGIE, s. f., *podologia* (πᾶς, pied, λόγος, discours); description du pied.

POLYHISTE, s. m. (πολὺς, beaucoup, ἱστὸς, toile); partie dissimilaire, résultant de la combinaison binaire, ternaire, quaternaire des tissus simples, et connue sous le nom d'organe.

POLYOPIE, s. f., *polyopia* (πολὺς, beaucoup, ὤψ, vue); vue double.

POLYPHYSIE, s. f., *polyphysia* (πολυς, beaucoup, φύσα, vent); flatuosités.

POLYPODOME, s. m., *polypodomus* (πολὺς, beaucoup, ποῦς, pied, δῆμα, lien); pince porte-nœuds pour la ligature des polypes.

PORTE-MOXA, s. m.; petit trépied à long manche servant à maintenir le moxa appliqué à la peau.

POSOLOGIE, s. f., *posologia* (πόσος, combien, λόγος, discours); indication des doses des médicamens.

PRATICIEN, s. m.; médecin habile, expérimenté. | Routinier.

PRATIQUE, s. f. *practica*; exercice de l'art de guérir, application méthodique des principes scientifiques au traitement des maladies. | Routine médicale.

PRÉHÉMATOSIQUE, adj. (*præ*, avant, αἷμα, sang); les fluides *préhématosiques* sont, selon Récamier, ceux que l'absorption introduit dans le torrent circulatoire.

PRÉPUCINE, s. f.; matière onctueuse qui enduit la surface interne des paupières.

PRESSE-ARTÈRE, s. m.; plaque garnie d'une tige et d'un cordon à l'aide desquels on comprime les artères ouvertes.

PRESSE-URÈTHRE, s. m.; pince garnie de buffle, destinée à comprimer la verge, afin d'oblitérer l'urèthre.

PROENDÈRE, s. m., *proenderon* (*pro*,

en avant, ἔνδον, dedans); appareil vasculaire.

Propathie, s. f., *propathia* (πρὸ, devant, πάθος, maladie); symptômes précurseurs. | Maladie primitive. | Incubation morbide.

Prophyse, s. f., *prophysis* (προφύω, bourgeonner); adhérence des paupières.

Prostacine, s. f.; humeur de la glande prostate.

Protachrome, adj., *protachromaticus* (πρῶτος, premier, α priv., χρόα, couleur); premier incolore.

Protachromème, s. m., *protachromema* (πρῶτος, premier, α priv., χρόα, couleur, αἷμα, sang); sang protachrome. | Chyle.

Protochrome, adj., *protochromaticus* (πρῶτος, premier, χρόα, couleur); premier coloré.

Protochromème, s. m., *protochromema* (πρῶτος, premier, χρόα, couleur, αἷμα, sang); sang protochrome. | Sang veineux.

Protomuqueux, adj., *protomucosus* (πρῶτος, premier, μύξα, mucus); tissu cellulaire intermédiaire aux organes.

Protosarceux, adj., *protosarcosus* (πρῶτος, premier, σάρξ, chair); tissu musculaire de la vie organique.

Protoscléreux, adj., *protosclerosus* (πρῶτος, premier, σκληρός, dur); tissu cartilagineux.

Pseudarthrose, s. f., *pseudarthrosis* (ψευδὴς, faux, ἄρθρον, articulation); fausse articulation. Articulation accidentelle.

Pseudocée, s. f., *pseudocoia* (ψευδὴς, faux, ἀκούω, j'entends); audition de bruits qui ont lieu dans l'oreille même ou dans les parties environnantes, ou enfin tout-à-fait imaginaires.

Psoïte, s. f., *psoitis* (ψόα, lombes); inflammation du muscle psoas ou du tissu cellulaire qui l'environne.

Psoriasis, s. m., *psoriasis* (ψώρα, je gratte); inflammation squameuse de la peau.

Psoride, s. f., *psorida* (ψώρα, je gratte); maladie de la peau avec prurit.

Puifiant, adj. (*pus*, pus, *facio*, je fais); qui fait le pus ou favorise sa formation.

Pulmonal, adj. (*pulmo*, poumon). *Son pulmonal*, celui que fait entendre la percussion du thorax aux endroits qui correspondent au poumon sain.

Pulpal, s. m. (*pulpa*, pulpe); pulpe.

Pulvérol, s. m. (*pulvis*, poudre); poudre.

Pyézomètre, s. m. (πιέζω, je comprime, μέτρον, mesure); mesure de la compressibilité des liquides.

Pylite, s. f. *pylitis* (πύλη, porte); inflammation du pylore.

Pylorite, s. f., *pyloritis* (πυλουρός, pylore); inflammation du pylore.

Pyogénique, adj., *pyogeneticus* (πύον, pus, γεννάω, j'engendre). *Tissu pyogénique*, membrane qui forme l'intérieur des abcès, des plaies qui suppurent et des ulcères fistuleux.

Pyrexie biosique locale; synonyme de *phlegmasie élémentaire*, selon Récamier.

Pyrexique, adj. (πῦρ, feu). Le sens *pyrexique* est, selon Récamier, celui qui produit ou engendre la chaleur et l'électricité organiques vitales, et même jusqu'à la combustion spontanée.

Pyrogénésique (πῦρ, feu, γένεσις, génération). Le sens *pyrogénésique* est, selon Récamier, le sens vital commun qui produit la chaleur et l'électricité organiques vitales et jusqu'à la combustion spontanée.

Pyrophlyctide, s. f., *pyrophlyctis* (πῦρ, feu, φλύζω, je bouillonne); pustule maligne.

Q

Quinobaume, s. m.; combinaison de baume ou résine de copahu avec la quinine.

Quinologie, s. m., *quinologia* (quina, λόγος, discours); traité sur le quinquina.

R.

RASCATION, s. f., *rascatio*; action respiratoire par laquelle on ramasse les mucosités qui tapissent le larynx et l'arrière-bouche.

RECTANGLE, s. m. ; nom d'un lit proposé pour placer et maintenir les sujets soumis à la lithotritie.

RECTITE, s. f., *rectitis* (*rectum*, droit) ; inflammation de l'intestin rectum.

RENIXIGRADE, adj., *renixigradus* (*renixus*, résistance, *gradus*, degré) ; se dit de bandages dont on suppose que l'action peut être graduée à volonté.

REPRODUCTIVITÉ, s. f. ; propriété de produire d'autres corps semblables à soi, inhérente aux corps vivans.

RÉSISTABILITÉ, s. f. ; propriété de résister, inhérente aux corps vivans.

RÉSOLUTION ; synonyme de *paralysie*.

RÉTINITE, s. f., *retinitis* (*retina*, rétine) ; inflammation de la rétine.

RÉTINOÏDE, s. m. ; emplâtre, onguent résineux avec excipient composé.

RÉTINOL, s. m. ; résine.

RÉTINOLÉ, s. m. ; substance résineuse unie à d'autres médicamens.

RÉTRO-PÉRITONÉAL, adj., *retro-peritonealis* ; tumeurs *rétro-péritonéales* ; ce sont celles qui se développent dans le tissu cellulaire situé derrière le péritoine.

RHINITE, s. f., *rhinitis* (ῥίν, nez) ; inflammation du nez.

RHINOPHONIE, s. f., *rhinophonia* (ῥίν, nez, φωνή, voix) ; résonnance de la voix dans les fosses nasales.

RHINOPLASTIE, s. f., *rhinoplastica* (ῥίν, nez, πλάσσω, je forme) ; restauration du nez.

RHINORRHÉE, s. f., *rhinorrhœa* (ῥίν, nez, ῥέω, je coule) ; écoulement muqueux par les narines.

RHUMATOÏDE, adj., *rhumatodes* (ῥεῦμα, écoulement analogue au rhumatisme) ; provenant du rhumatisme. Compliqué de rhumatisme.

RHYAS, s. f., *rhyas* (ῥυάς, qui coule) ; suppuration de la caroncule lacrymale.

RINGWORM, s. m. ; nom anglais de la dartre annulaire.

ROSÉOLE, s. f., *roseola* (*rosa*, rose) ; variété de la rougeole. Rougeole légère.

ROSSANIE, s. f., *rossania* (*rosa*, rose) ; synonyme de *scarlatine* et de *rougeole*.

ROUCOULEMENT, s. m. ; variété du râle sonore.

RUPIA, s. m., *rupia* (ῥύπος, ordure) ; inflammation bulleuse de la peau, suivie d'ulcération atonique.

RUSMA, s. m. ; dépilatoire composé de réalgar et de chaux vive.

S.

SACCHAROL, s. m. (*saccharum*, sucre) ; sucre.

SACCHAROLÉ, s. m. (*saccharum*, sucre) ; poudre médicamenteuse à base de sucre.

SACCHARURE, s. m. (*saccharum*, sucre) ; sucre rendu médicamenteux par les teintures.

SACRO-COXALGIE, s. f. (*sacrum*, sacrum, *coxa*, cuisse, ἄλγος, douleur) ; douleur rapportée à la région du sacrum et de l'os coxal.

SALICINE, s. f., *salicina* ; principe alkaloïde, particulier à l'écorce du saule ; *salix alba*, L., employé comme fébrifuge.

SAPHIR, s. m. ; boutons rouges de la couperose.

SAPONE, s. m. (*sapo*, savon) ; savon chargé de principe médicamenteux.

SAPONULE, s. m. (*sapo*, savon) ; oppodeldoch.

SAPONURE, s. m. (*sapo*, savon) ; pâte formée de savon en poudre et de résine liquide ou d'extrait mou.

SARCEUX, adj., *sarcosus* (σάρξ, chair) ; tissu le plus élastique et à contractilité croissante ; tissu fibreux élastique ; tissu musculaire de la vie organique et de la vie animale.

SARCODIDYME, s. m., *sarcocele* (σάρξ, chair, δίδυμος, testicule) ; squirrhe du testicule.

SARCOGÈNE, adj. (σάρξ, chair, γεννάω, j'engendre) ; matière nutritive du tissu sarceux. | Fibrine.

SARCOSE, s. f., *sarcosis* ($\sigma\acute{\alpha}\rho\xi$, chair); carnification; dégénération charnue.

SCHERLIEVO (*mal de*); variété de la syphilis.

SCINQUE, s. m., *scincus*; saurien jadis réputé alexipharmaque et aphrodisiaque.

SCLÉREUX, adj., *sclerosus* ($\sigma\kappa\lambda\eta\rho\grave{o}\varsigma$, dur); se dit des tissus fibreux, cartilagineux et osseux, qui sont les plus durs de tous ceux de l'organisme.

SCLÉROCÈNE, s. f. ($\sigma\kappa\lambda\eta\rho\grave{o}\varsigma$, dur, $\gamma\epsilon\nu\nu\acute{\alpha}\omega$, j'engendre); matière nutritive du tissu scléreux. | Gélatine, albumine, sels calcaires.

SCLÉROMUQUEUX, adj., *scleromucosus* ($\sigma\kappa\lambda\eta\rho\grave{o}\varsigma$, dur, $\mu\acute{\nu}\xi\alpha$, mucus); tissu cellulaire membraneux.

SCLÉROSARCEUX, adj., *sclerosarcosus* ($\sigma\kappa\lambda\eta\rho\grave{o}\varsigma$, dur, $\sigma\acute{\alpha}\rho\xi$, chair); tissu fibreux élastique.

SCLÉROTITE, s. f., *sclerotitis* ($\sigma\kappa\lambda\eta\rho\grave{o}\varsigma$, dur); inflammation de la sclérotique.

SCORPION, s. m., *scorpio* ($\sigma\kappa o\rho\pi\acute{\iota}o\varsigma$, je pique); insecte aptère, araneide, à queue articulée et piquante, dont la piqûre donne lieu à de la douleur et à une inflammation légère.

SÉBACINE, s. f. (*sebum*, suif); matière sébacée.

SÉLENIDE; combinaison du sélenium avec des corps moins électro-negatifs que lui, selon Berzélius.

SÉLENISEL, s. m.; sel dont la base est combinée avec un sélénide.

SÉLÉNIURE; combinaison du sélénium avec les métaux électro-positifs, dans laquelle les rapports sont les mêmes que dans les bases.

SÉRINE, s. f., *serina* (*sericum*, soie); soie.

SÉRO-DERMEUX, adj., (*serum*, sérosité, $\delta\acute{\epsilon}\rho\mu\alpha$, peau); tenant à la fois du tissu séreux et du tissu dermeux.

SERRE-COU, s. m.; collier garni d'une pelote, à l'aide duquel on comprime la veine jugulaire du cheval.

SERRE-NŒUD, s. m.; instrument à l'aide duquel on serre la ligature dans les cavités au fond desquelles ces dernières sont portées.

SERVANTE, s. f.; pince destinée à être introduite dans la vessie à travers la pince principale, pour aller à la recherche de la pierre et l'amener entre les mors de la première pince.

SIALÉON, s. m., *sialeon* ($\sigma\acute{\iota}\alpha\lambda o\nu$, salive); salive.

SIGNATURE, s. f., *signatio* ($\epsilon\pi\iota\sigma\sigma\rho\alpha\gamma\acute{\iota}\zeta\omega$, sceller); liaison mystérieuse entre

les astres et les hommes. Rapports des propriétés des plantes avec la nature des maladies.

SILICIURE, s. m.; combinaison de la silice avec les métaux électro-négatifs, selon Berzélius.

SMEGMÉON, s. m., *smegma* ($\sigma\mu\acute{\eta}\gamma\mu\alpha$, matière à frotter); humeurs des cryptes sébacés.

SOLANINE, s. f. *solanina*; substance alkaloïde extraite du *solanum dulcamara*, L., et qui jouit des propriétés de ce végétal.

SOMACÉTIQUE, s. f., *somaceticus* ($\sigma\tilde{\omega}\mu\alpha$, corps, $\dot{\alpha}\sigma\kappa\epsilon\tilde{\iota}\nu$, exercer); exercices gymnastiques.

SOMEXTÈRE, s. m., *somexteron* ($\sigma\tilde{\omega}\mu\alpha$, corps, $\ddot{\epsilon}\kappa\lambda o\varsigma$, dehors); appareil des sens de la peau externe.

SOMNIATION, s. f., *somniatio*; somnambulisme cataleptique, rêverie. *Somniation artificielle*, nom donné par J. Frank au magnétisme animal.

SOUFFLE VOILÉ; sensation d'une sorte de voile interposé entre une excavation pulmonaire et l'oreille, et qui serait agité à chaque vibration de la voix, de la toux ou de la respiration, dans quelques cas de respiration soufflante.

SOUS-OXYDE; oxyde trop peu oxydé pour pouvoir se combiner avec d'autres oxydes.

SPÉCIOL, s. m. (*species*, espèce); espèce pharmaceutique.

SPERMENTÈRE, s. m., *spermenteron* ($\sigma\pi\epsilon\acute{\iota}\rho\omega$, je sème, $\ddot{\epsilon}\nu\tau\epsilon\rho o\nu$, intestin); voies spermatiques.

SPERMÉON, s. m., *spermeon* ($\sigma\pi\epsilon\acute{\iota}\rho\omega$, je sème); sperme.

SPILUS, s. m., *spilus* ($\sigma\pi\iota\lambda\acute{o}\omega$, je tache); tache de naissance.

SPINITE, s. f., *spinitis* (*spina*, épine); inflammation de la moelle de l'épine.

SPLÉNIFICATION, s. f., *splenificatio* ($\sigma\pi\lambda\grave{\eta}\nu$, rate); conversion d'un tissu en un autre offrant l'aspect de la substance de la rate.

SQUAMMEÏNE, s. f. (*squama*, écaille); matière qui forme les écailles.

SQUIRRHOSARQUE, s. m. ($\sigma\kappa\acute{\iota}\rho\rho o\varsigma$, squirrhe, $\sigma\acute{\alpha}\rho\xi$, chair); endurcissement du tissu cellulaire.

STAPHYLITE, s. f., *staphylitis* ($\sigma\tau\alpha$-$\phi\upsilon\lambda\acute{\eta}$, raisin); inflammation de la luette.

STAPHYLORAPHIE, s. f., *staphyloraphia* ($\sigma\tau\alpha\phi\upsilon\lambda\acute{\eta}$, luette, $\dot{\rho}\alpha\phi\acute{\eta}$, couture); suture de la luette divisée.

STÉARATÉ, s. m. ($\sigma\tau\acute{\epsilon}\alpha\varsigma$, suif); emplâtre métallique.

Stéaratol, s. m., *sebum* (σΐέαρ, suif); suif.

Stéaréon, s. m., *steareon* (σΐέαρ, suif); graisse.

Stéréon, s. m., *stereon* (σΐερεὸς, solide); humeur condensée, cristalline, matière crétacée de l'œil ou de l'oreille.

Stomatite, s. f., *stomatitis* (σΐόμα, bouche); inflammation de la membrane buccale.

Stomorrhagie, s. f., *stomorrhagia* (σΐόμα, bouche, ῥήγνυμι, je romps); hémorrhagie de la bouche.

Strophole, s. m., *strophulus*; inflammation papuleuse qui se manifeste notamment au visage chez les enfans.

Strupsjuka; nom du croup chez les Suédois.

Subaction, s. f., *subactio, collapsus*; diminution d'action, minimum d'activité, faiblesse, selon Dugès.

Subirritation, s. f., *subirritatio*; langueur, atonie, faiblesse, asthénie, selon Dugès.

Suette-miliaire, s. f., *miliaris sudatoria*; inflammation vésiculeuse de la peau, avec sueurs très-abondantes.

Suffocátion striduleuse, *suffocatio stridulosa*; l'un des noms donnés au croup.

Sulfate potassique trialuminique; synonyme d'*alun*.

Sulfide, s. f.; combinaison du soufre avec un corps moins électro-négatif que lui.

Sulfide carbohydrique; combinaison de carbone, de soufre et d'hydrogène sulfuré.

Sulfide cyanique; substance unie à un sulfobase dans les combinaisons appelées sulfocyanures qui paraissent être des sulfocyanates.

Sulfide cyanohydrique; synonyme d'acide hydrosulfocyanique hydrosulfuré.

Sulfide hydrique; hydrogène sulfuré.

Sulfocyanate bihydrique; acide hydrosulfocyanique hydrosulfuré.

Sulfocyanate hydrique; synonyme d'acide hydrosulfocyanique.

Sulfocyanide hydrique; synonyme d'*acide hydrosulfocyanique*.

Sulfoléule, s. f.; huile volatile sulfurée; baume sulfureux.

Sulfosel, s. m.; sel dont la base est combinée avec un sulfide.

Sulfure, s. m.; combinaison du soufre avec les métaux électro-positifs, dans laquelle les rapports atomiques sont les mêmes que dans la base, selon Berzélius.

Suraction, s. f., *suractio*; excès d'action, maximum d'activité, selon Dugès.

Suroxyde, s m.; oxyde trop oxydé pour pouvoir se combiner avec d'autres oxydes.

Suroxyde barytique; synonyme de suroxyde de baryum.

Suroxyde calcique; synonyme de peroxyde de calcium.

Suroxyde cobaltique; synonyme de peroxyde de cobalt.

Suroxyde cuivrique; synonyme de tritoxyde de cuivre.

Suroxyde hydrique; synonyme de deutoxyde d'hydrogène, d'eau oxygénée.

Suroxyde niccolique; synonyme de peroxyde de nickel, préparé par l'eau oygénée.

Suroxyde manganésique; synonyme de peroxyde de manganèse.

Suroxyde plombeux; synonyme de deutoxyde de plomb.

Suroxyde plombique; synonyme de tritoxyde de plomb.

Suroxyde potassique; synonyme de peroxyde de potassium.

Suroxyde sodique; synonyme de peroxyde de sodium.

Suroxyde strontianique; synonyme de peroxyde de strontium.

Surstimulation, s. f.; excès de stimulation; action démesurée des stimulans.

Suschoroïdien, adj., *suprachoroideus*; placé au-devant de la choroïde.

Swine pox, s. m. (*variole de porc*); nom anglais de la varicelle pustuleuse.

Symblepharon, s. m., *symblepharon* (σὺν, avec, βλέφαρον, paupières); adhérence mutuelle des paupières.

Symphorème, s. f., *symphorema* (συμφόρησις, congestion, αἷμα, sang); congestion sanguine.

Synoon, s. m., *synoon* (σὺν, avec, ᾠόν, œuf); synovie.

Synovialite, s. f., *synovialitis* (σὺν, avec, ᾠόν, œuf); inflammation des membranes synoviales.

Synovite, s. f., *synovitis* (σὺν, avec, ᾠόν, œuf); inflammation des membranes synoviales.

Syringomyélie, s. f., *syringomyelia* (σύριγξ, tuyau, μυελός, moelle); cavité centrale dans la moelle épinière.

T.

Tanne, s. f. ; points noirs autour du nez, formés par le développement des follicules de la peau.

Télangiectasie, s. f., *telangiectasis* (τῆλε, loin, ἀγγεῖον, vaisseau, ἔχτασις, dilatation) ; dilatation des vaisseaux éloignés du cœur.

Télangite, s. f., *telangitis* (τῆλε, loin, ἀγγεῖον, vaisseau) ; inflammation des vaisseaux sanguins.

Telluride, s. m. ; combinaison du tellure avec des corps moins électro-négatifs que lui, selon Berzélius.

Telluride hydrogéné ; synonyme de *hydrogène telluré.*

Tellurisel, s. m. ; sel dont la base est combinée avec un telluride.

Tellurure, s. m. ; combinaison du tellure avec les métaux électro-positifs, dans laquelle les rapports atomiques sont les mêmes que dans la base.

Thanatologie, s. f., *thanatologia* (θάνατος, mort, λόγος, discours) ; théorie de la mort.

Thélalgie, s. f., *thelalgia* (θηλή, mamelon, ἄλγος, douleur) ; douleur du mamelon.

Thélite, s. f., *thelitis* (θηλή, mamelon) ; inflammation du mamelon.

Thélorrhagie, s. f., *thelorrhagia* (θηλή, mamelon, ῥήγνυμι, je sors avec force) ; hémorrhagie du mamelon.

Thermométrique, adj. (θερμὸς, chaud, μέτρον, mesure) ; qui donne la mesure de la chaleur. Le tact général est le sens *thermométrique*, selon Récamier.

Thridace, s. f., *thridax* (θρίδαξ, laitue) ; extrait de laitue par expression à froid.

Thrombus, s. m. (θρόμβος, caillot de sang) ; tumeur formée par le sang qui s'infiltre dans le tissu cellulaire sous-cutané, autour de l'ouverture d'une veine.

Thymite, s. f., *thymitis* (θύμα, thymus) ; inflammation du thymus.

Thyroïdite, s. f., *thyroiditis* (θυρεὸς, bouclier) ; inflammation du corps thyroïde.

Thyrosarcome, s. m., *thyrosarcoma* (θυρεὸς, bouclier, σάρξ, chair) ; sarcome du corps thyroïde.

Tokographie, s. f., *tocographia* (τόκος, accouchement, γράφω, je décris) ; description des accouchemens.

Tokologie, s. f., *tocologia* (τόκος, accouchement, λόγος, discours) ; science des accouchemens.

Tokonomie, s. f., *toconomia* (τόκος, accouchement, γινώσκω, je connais) ; connaissance des accouchemens.

Tokotechnie, s. f., *tocotechnia* (τόκος, accouchement, τεκνή, art) ; art des accouchemens.

Torrefact, s. m. ; substance torréfiée.

Trichentéréon, s. m., *trichentereon* (τρίχες, poils, ἔντερον, intestin) ; poils de la peau interne.

Trichextéréon, s. m., *trichextereon* (τρίχες, poils, ἔκτος, dehors) ; poils de la peau externe.

Triploïde, s. m. ; genre d'élévatoire.

Trophique, adj. (τρέφω, je nourris) ; le *sens trophique* est celui qui préside à la nutrition, selon Récamier.

Tylome, s. m., *tyloma ;* cor.

Tylose, s. f., *tylosis ;* petite tumeur des paupières, formée aux dépens des cartilages tarses.

Tympanite auditive ; inflammation de la membrane du tympan.

Typhus amaril (*amaril*, jaune) ; nom donné à la fièvre jaune de Barcelone.

Typhus local, *typhus topicus ;* synonyme de *pourriture d'hôpital.*

Typhus tropical ; synonyme de *fièvre jaune.*

Tyroïde, adj., *tyroideus* (τυρὸς, fromage, εἶδος, forme) ; qui ressemble à du fromage. *Matière tyroïde* ou tuberculeuse.

U.

Ulcère syriaque, *ulcus syriacus ;* synonyme d'*angine.*

Unilocal, adj., *local ;* local sur un point de l'organisme : *Diathèse cancéreuse unilocale.*

Uréthroscope, s. m., *urethroscopa ;*

(οὐρήθρα , urèthre , σκοπέω , j'examine) ;
instrument pour plonger la vue dans l'u-
rèthre.

Uréthrotome. s. m. , *urethrotomus*
(οὐρήθρα , urèthre , τέμνω , je coupe) ;
instrument propre à inciser l'urèthre.

Usagre ; nom du psoriasis chez les
auteurs arabes.

Utéroceps, s. m. , *uteroceps* (*uterus* ,
matrice); airigne quadruple, destinée
à saisir le col de l'utérus.

Utéromanie, s. f. , *uteromania* (ute-

rus , matrice , μανία , folie) ; délire uté-
rus. | Nymphomanie.

Utérotome, s. m. , *uterotomus* (*uterus* , matrice , τέμνω , je coupe); instrument à deux lames en forme de crois-
sans tranchans , pour la section du col
de l'utérus.

Urentère, s. m. , *urenteron* (οὖρον ,
urine, ἔντερον, intestin); voies urinaires.

Uréon , s. m. , *ureon* (οὖρον , urine);
urine.

V.

Vaccinelle , s. f. , *vaccinella* ; fausse
vaccine.

Vaccinoïde, s. f., *vaccinoides* ; fausse
vaccine.

Vaginite , s. f. , *vaginitis* (*vagina* ,
vagin) ; inflammation du vagin.

Variole sans variole , *variola sine
variolis* ; maladie offrant les phénomènes
gastro-circulatoires de la variole sans
qu'il y ait d'éruption à la peau.

Varioloïde , s. f. , *varioloides* ; éruption , phlegmasie cutanée , qui ressemble
d'une manière frappante à la vaccine ,
mais qui ne fait point périr le sujet , ne
laisse guère de traces , et dont la marche
est plus rapide et sans suppuration manifeste.

Verette , s. f. ; synonyme de *variole*
dans quelques provinces.

Vertébrite , s. f. , *vertebritis* (*verte-

bra* , vertèbre) ; inflammation , carie des
vertèbres.

Villeux , adj. , *villosus* ; pourvu de
villosités.

Villosité , s. f. , *villositas* ; appendi-
cules vasculo-cellulaires des membranes
muqueuses.

Vitalisme , s. m. (*vita* , vie) ; doctrine
dans laquelle on coordonne les phénomènes organiques en les ralliant à un
principe particulier , spécial et distinct
des forces chymiques et physiques.

Vitelline, s. f., *vitellus* ; jaune de l'œuf.

Vitilige , s. m. , *vitiligo* (*vitulum* ,
veau); décoloration de la peau. | Erup-
tion de tubercules blancs et luisans.

Volvulus , s. m. , *volvulus* (*volvere*,
tourner); invagination d'une portion d'intestin dans une autre.

Vomitine , s. f. ; matière extraite de
l'ipécacuanha et mieux nommée *émétine*.

Z.

Zoobie , s. f. , *zoobia* (ζῶον , animal,
βίος, vie) ; science de la vie.

Zoobiologie , s. f. , *zoobiologia* (ζῶον ,
animal, βίος , vie, λόγος , discours) ;
science de la vie animale.

Zooclassie , s. f. , *zooclassis* (ζῶον ,
animal , *classis* , classe) ; classification
des animaux.

Zooéthique , s. f. , *zooetica* (ζῶον ,
animal, ἐθίζω, je dresse à); histoire naturelle. Science des mœurs, habitudes et
usages des animaux.

Zooiatrie , s. f. , *zooiatria* (ζῶον,

animal , ἰατρεία , guérison) ; médecine
des animaux.

Zooiatrologie , s. f. , *zooiatrologia*
(ζῶον, animal, ἰατρεία, guérison , λόγος,
discours) ; science médicale vétérinaire.

Zoonomique , s. f. , *zoonomice* (ζῶον ,
animal, νόμος, loi) ; science de la direction des animaux.

Zoonomologie , s. f. , *zoonomologia*
(ζῶον, animal, νόμος, loi, λόγος, discours);
science de la direction des animaux.

Zootaxie , s. f. , *zootaxis* (ζῶον , animal, τάσσω, je ploie) ; disposition mé-
thodique des animaux.